Estimulação da Linguagem e da Memória

Thieme Revinter

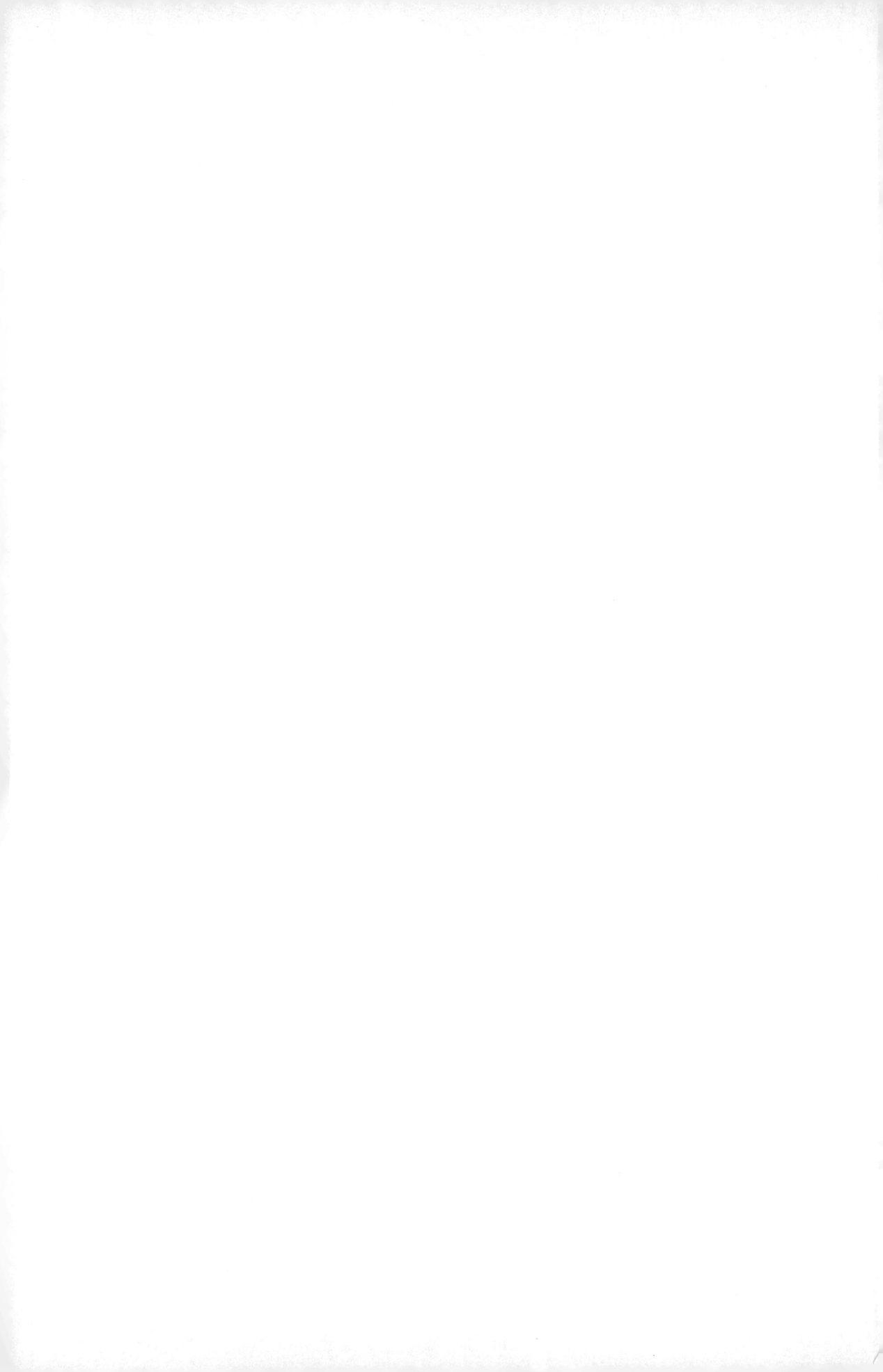

Estimulação da Linguagem e da Memória

Treinamento Prático

Volume 5

Marjorie B. Courvoisier Hasson
Fonoaudióloga pelo Instituto Cultural Henry Dunant, RJ
Especialização em Linguagem pela Universidade Estácio de Sá, RJ
Psicomotricista pela Sociedade Brasileira de Psicomotricidade do Rio de Janeiro, RJ
Psicomotricista Relacional pela Associação Internacional para a Comunicação e Relação –
Rio de Janeiro, Argentina e Itália
Curso de Aperfeiçoamento para Licenciamento em Disfonias Neurológicas – Método Lee
Silverman Voice Treatment – Ellis Neurological Voice Treatment Foundation – Denver,
Colorado, EUA
Especialização em Voz pela Universidade Estácio de Sá, RJ
Especialização em Voz pelo Conselho Federal de Fonoaudiologia
Ex-Sócia-Fundadora da Associação Parkinson do Rio de Janeiro (hoje extinta)
Sócia da Associação Carioca de Parkinson, RJ
Especialização em Gerontologia pelo Centro de Especialização em Fonoaudiologia Clínica, RJ

Jussara Engel Macedo
Fonoaudióloga pelo Instituto Cultural Henry Dunant, RJ
Especialização em Psicomotricidade pela Sociedade Brasileira de Psicomotricidade do
Rio de Janeiro, RJ
Curso de Formação em Neuropsicologia pelo Centro de Neuropsicologia Aplicada, RJ
Especialização em Voz pela Universidade Estácio de Sá, RJ
Curso de Licenciamento em Disfonias Neurológicas - Método *Lee Silverman Voice Treatment*
pelo Centro de Estudos da Voz (CEV), SP
Especialização em Voz pelo Conselho Federal de Fonoaudiologia
Especialização em Gerontologia pelo Centro de Especialização em Fonoaudiologia Clínica, RJ
Curso de Aprimoramento Fonoaudiológico na Disfagia Neurogênica no adulto pela
Motility Oral (Em andamento)

Thieme
Rio de Janeiro • Stuttgart • New York • Delhi

Dados Internacionais de Catalogação na Publicação (CIP)

H355e

Hasson, Marjorie B. Courvoisier
  Estimulação da Linguagem e da Memória: Treinamento Prático / Marjorie B. Courvoisier & Jussara Engel Macedo – 1. Ed. – Rio de Janeiro – RJ: Thieme Revinter Publicações, 2021.

  196 p.: il; 18 x 26 cm; (v. 5)
  ISBN 978-65-5572-090-7
  eISBN 978-65-5572-091-4

  1. Fonoaudiologia – Prática. 2. Distúrbios de linguagem – Exercícios terapêuticos. 3. Aquisição de linguagem – Exercícios terapêuticos. 4. Distúrbios de memória – Exercícios terapêuticos. I. Macedo, Jussara Engel. II. Título.

CDD: 616.855
CDU: 616.89-008.434

Contato com o autor:
MARJORIE B. COURVOISIER HASSON
marjobea@gmail.com

JUSSARA ENGELMACEDO
jussaraengel@hotmail.com

Nota: O conhecimento médico está em constante evolução. À medida que a pesquisa e a experiência clínica ampliam o nosso saber, pode ser necessário alterar os métodos de tratamento e medicação. Os autores e editores deste material consultaram fontes tidas como confiáveis, a fim de fornecer informações completas e de acordo com os padrões aceitos no momento da publicação. No entanto, em vista da possibilidade de erro humano por parte dos autores, dos editores ou da casa editorial que traz à luz este trabalho, ou ainda de alterações no conhecimento médico, nem os autores, nem os editores, nem a casa editorial, nem qualquer outra parte que se tenha envolvido na elaboração deste material garantem que as informações aqui contidas sejam totalmente precisas ou completas; tampouco se responsabilizam por quaisquer erros ou omissões ou pelos resultados obtidos em consequência do uso de tais informações. É aconselhável que os leitores confirmem em outras fontes as informações aqui contidas. Sugere-se, por exemplo, que verifiquem a bula de cada medicamento que pretendam administrar, a fim de certificar-se de que as informações contidas nesta publicação são precisas e de que não houve mudanças na dose recomendada ou nas contraindicações. Esta recomendação é especialmente importante no caso de medicamentos novos ou pouco utilizados. Alguns dos nomes de produtos, patentes e design a que nos referimos neste livro são, na verdade, marcas registradas ou nomes protegidos pela legislação referente à propriedade intelectual, ainda que nem sempre o texto faça menção específica a esse fato. Portanto, a ocorrência de um nome sem a designação de sua propriedade não deve ser interpretada como uma indicação, por parte da editora, de que ele se encontra em domínio público.

© 2021 Thieme. All rights reserved.

Thieme Revinter Publicações Ltda.
Rua do Matoso, 170
Rio de Janeiro, RJ
CEP 20270-135, Brasil
http://www.ThiemeRevinter.com.br

Thieme USA
http://www.thieme.com

Design de Capa: © Thieme

Impresso no Brasil por Forma Certa Gráfica Digital Ltda.
5 4 3 2 1
ISBN 978-65-5572-090-7

Também disponível como eBook:
eISBN 978-65-5572-091-4

Todos os direitos reservados. Nenhuma parte desta publicação poderá ser reproduzida ou transmitida por nenhum meio, impresso, eletrônico ou mecânico, incluindo fotocópia, gravação ou qualquer outro tipo de sistema de armazenamento e transmissão de informação, sem prévia autorização por escrito.

PREFÁCIO

É com orgulho e alegria que apresento o 5º Volume da série "Estimulação da Linguagem e Memória" das colegas Marjorie Hasson e Jussara Engel Macedo, profissionais do melhor gabarito, competência e saber, por quem eu tenho maior respeito e admiração.

O foco deste livro é principalmente fornecer material prático para trabalhar e estimular as diversas áreas do processo cognitivo. Visa proporcionar aos profissionais fonoaudiólogos alternativas de um atendimento diferenciado, utilizando recursos especializados, apresentados de maneira didática e extremamente eficaz, trabalhando com as limitações e características de cada paciente, possibilitando fazer adaptações e selecionar os exercícios específicos para cada caso. As áreas dos distúrbios da Linguagem e Memória têm em sua multiplicidade o seu maior tesouro, Associar, Evocar, Categorizar, enfim, as diversas capacidades e habilidades cognitivas.

O 1º Volume desta Coletânea foi publicado em 2010, e desde aí aguardo ansiosamente cada novo volume, porque uso bastante em minha prática clínica, pois me traz subsídios para a aplicação em meus pacientes neurológicos.

Que este livro inspire e auxilie os profissionais fonoaudiólogos que trabalham com a Linguagem Humana. Certa da continuidade da publicação desta Série, já estou aguardando o Volume 6.

Ruth Bompet de Araújo

SUMÁRIO

ADJETIVOS	1
ANÁLISE E SÍNTESE	3
ANALOGIAS	4
ANTÔNIMOS	6
ASSOCIAÇÃO	7
ATENÇÃO	16
ATENÇÃO/CÁLCULO/COMPREENSÃO DE LEITURA	22
CAÇA-PALAVRAS	25
CAUSAS E CONSEQUÊNCIAS	27
COMPLETAR PALAVRAS, FRASES	28
COMPREENSÃO DA LINGUAGEM ESCRITA	45
COMPREENSÃO ORAL	56
CONHECIMENTOS GERAIS	58
CORRELACIONAR	66
ESTIMULAÇÃO DA FALA	68
ESTIMULAÇÃO DA LINGUAGEM ESCRITA	72
ESTIMULAÇÃO DA LINGUAGEM ORAL	90
LUGARES FAMOSOS	92
EVOCAÇÃO	94
CRIATIVIDADE	102
INTERPRETAÇÃO DE TEXTO	105
LEITURA	109
MEMÓRIA	116
NOMEAÇÃO	129
ORGANIZAÇÃO TEMPORAL	132
ORGANIZAÇÃO VISOESPACIAL E COORDENAÇÃO MOTORA	136

PROCESSAMENTO AUDITIVO 138
RACIOCÍNIO 139
RELAÇÕES FAMILIARES 141
SEQUÊNCIA LÓGICA 143
SIMULTÂNEO OU SUCESSIVO? 144
SINÔNIMOS 145
RESOLVENDO PROBLEMAS 150
TESTES PESSOAIS 152
TEXTOS 159
TRABALHANDO COM PALAVRAS 165
TRABALHANDO COM NÚMEROS 169
ORGANIZAÇÃO NUMÉRICA 175
USO DE PREFIXOS 176
VERBOS E SUBSTANTIVOS 178

RESPOSTAS **181**

Estimulação da Linguagem e da Memória

Thieme Revinter

ADJETIVOS

Exemplo: curiosidade – curioso

Medo – ....

Fome – ....

Alegria – ....

Carinho – ....

Coragem – ....

Sede – ....

Amor – ....

Bondade – ....

Mentira – ....

Gula – ....

Vaidade – ....

Raiva – ....

Inveja – ....

Ciúmes – ....

Astúcia – ....

Egoísmo – ....

Audácia – ....

Fidelidade – ....

Imprudência – ....

Habilidade – ....

Heroísmo – ....

Hiprocrisia – ....

Honestidade – ....

Perspicácia – ....

Humildade – ....

Agressividade – ....

Poder – ....

Simpatia – ....

Preguiça – ....

Amabilidade – ....

Justiça – ....

Ponderação – ....

Paciência – ....

Lealdade – ....

Caridade – ....

Verdade – ....

Criatividade – ....

Santidade – ....

Felicidade – ....

Velocidade – ....

ANÁLISE E SÍNTESE

- **Encontre o nome de países e de cidades, e coloque os acentos onde forem necessários**

LIBRAS – ....

TANGERINA – ....

AMOR – ....

PIRAS – ....

ARLINDA – ....

PAGAR – ....

SOCORRAM – ....

AQUITUR – ....

GIÉLARA – ....

RITENOI – ....

SERDLON – ....

- **Encontre o nome das frutas, e coloque os acentos onde forem necessários**

JACUMARA – ....

JANARAL – ....

RAMATA – ....

CEATABA – ....

JERACE – ....

ALOBACRAM – ....

GESOPES – ....

ARGENTINA – ....

ANALOGIAS

■ Complete

A ida está para a volta, assim como dar está para ....

Janeiro está para o primeiro mês, assim como dezembro está para o ....

Sandália está para o verão, assim como bota está para o ....

Casacão está para o frio, assim como bermuda está para o ....

Almoço está para as 12h, assim como o jantar está para as ....

A galinha está para o galo, assim como o cavalo está para a ....

O Norte está para o sul, assim como o leste está para ....

O tigre está para selvagem, assim como o gato está para ....

Antes está para depois, então ontem está para o ....

Açougueiro está para carne, assim como padeiro está para ....

Se P está para tamanho pequeno, então G está para ....

Se água está para líquido, então carne está para ....

Se maçã está para fruta, então arroz está para ....

Se peixe está para escamas, então aves estão para ....

Se uma constelação está para estrelas, ramalhete está para ....

Se calça está para camisa, saia está para ....

Se luva está para mão, meia está para ....

Se gaiola está para passarinho, jaula está para ....

Se acelerador está para carro, pedal está para ....

- **Observe a relação entre as palavras da esquerda e, a partir daí, faça a transformação nas palavras da direita**
  Exemplo: sol - só / mel - me

Branco – Brinco	Trinco – ....
Tronco – Terço	Bronco – ....
Braço – Barco	Praça – ....
Primal – Prima	Canal – ....
Corta – Conto	Porta – ....
Prana – Prumo	Grana – ....
Alma – Ama	Alto – ....
Meia – Mela	Ceia – ....
Insulto – Surto	Inculto – ....
Porco – Corpo	Torpe – ....
Fagulha – Agulha	Passeio – ....
Mosca – Moça	Casca – ....
Piano – Pano	Beata – ....
Trocar – Toca	Brotar – ....
Forte – Corte	Norte – ....
Farto – Fato	Gasto – ....
Piano – Pino	Canto – ....
Mastro – Mato	Lastro – ....
Janto – Jato	Manto – ....

ANTÔNIMOS

■ Dê os antônimos

Impossível – ....

Simples – ....

Crédito – ....

Opcional – ....

Confiar – ....

Sustentável – ....

Organizar – ....

Inserir – ....

Massificar – ....

Péssimo – ....

Ativo – ....

Satisfação – ....

Previsível – ....

Faltar – ....

Melhora – ....

Máximo – ....

Concordar – ....

Difícil – ....

Caro – ....

Antecipar – ....

Explodir – ....

Gastar – ....

Concreto – ....

Aceitar – ....

Comparecer – ....

Formal – ....

Despreparo – ....

Coletivo – ....

Misturar – ....

Inclusão – ....

Proibido – ....

Arriscado – ....

Presente – ....

Erro – ....

Flexível – ....

Conectar – ....

Concluir – ....

Imaturo – ....

Público – ....

Causa – ....

Barulhento – ....

Desesperar – ....

Orgulho – ....

Razão – ....

ASSOCIAÇÃO

■ Associe

1. França

2. Inglaterra

3. Itália

4. Portugal

5. Marrocos

	Rio Tâmisa
	Arco do Triunfo
	Rio Tejo
	Firenze
	Rio Sena
	Os Jerônimos
	Marrakech
	Veneza
	Saara
	Versailles
	Cambridge
	Louvre
	Rio Arno
	Michelangelo
	Rainha Vitória
	Alfama
	Camelos
	Rio Douro
	Gôndolas
	O Souk
	Parlamento
	Sultanato
	Macron
	Estátua de Davi
	Wimbledon

■ Associe

1. Picasso ( ) Escultor

2. Chiquinha Gonzaga ( ) Maestro

3. Djanira ( ) Pintor

4. Niccolo Paganini ( ) Pintor

5. Rodin ( ) Compositor

6. Luis de Camões ( ) Escultor

7. Michelangelo ( ) Escritora

8. Isaac Karabchevsky ( ) Compositor

9. Villa Lobos ( ) Pianista

10. Jorge Amado ( ) Pintora

11. Bernini ( ) Tenor

12. Agatha Christie ( ) Soprano

13. Beethoven ( ) Escultor

14. Nelson Freire ( ) Escritora

15. Lygia Fagundes Telles ( ) Violinista

16. Bidu Sayão ( ) Pintor

17. Goya ( ) Escritora

18. Plácido Domingo ( ) Poeta

19. Van Gogh ( ) Compositora

■ **Associar as frases às figuras**

1. O ovo é um alimento.

2. O fogo queima.

3. O dedo é gordo.

4. O carro é velho.

5. A uva é doce.

6. O bolo é gostoso.

7. O leão é feroz.

8. A bola é grande.

9. A vaca nos dá leite.

10. A casa é bonita.

11. O pão é salgado.

12. A pera é gostosa.

13. A lata está aberta.

14. O sol esquenta.

15. O gato é mimoso.

16. O urso come mel.

17. O boné é útil.

18. A faca corta.

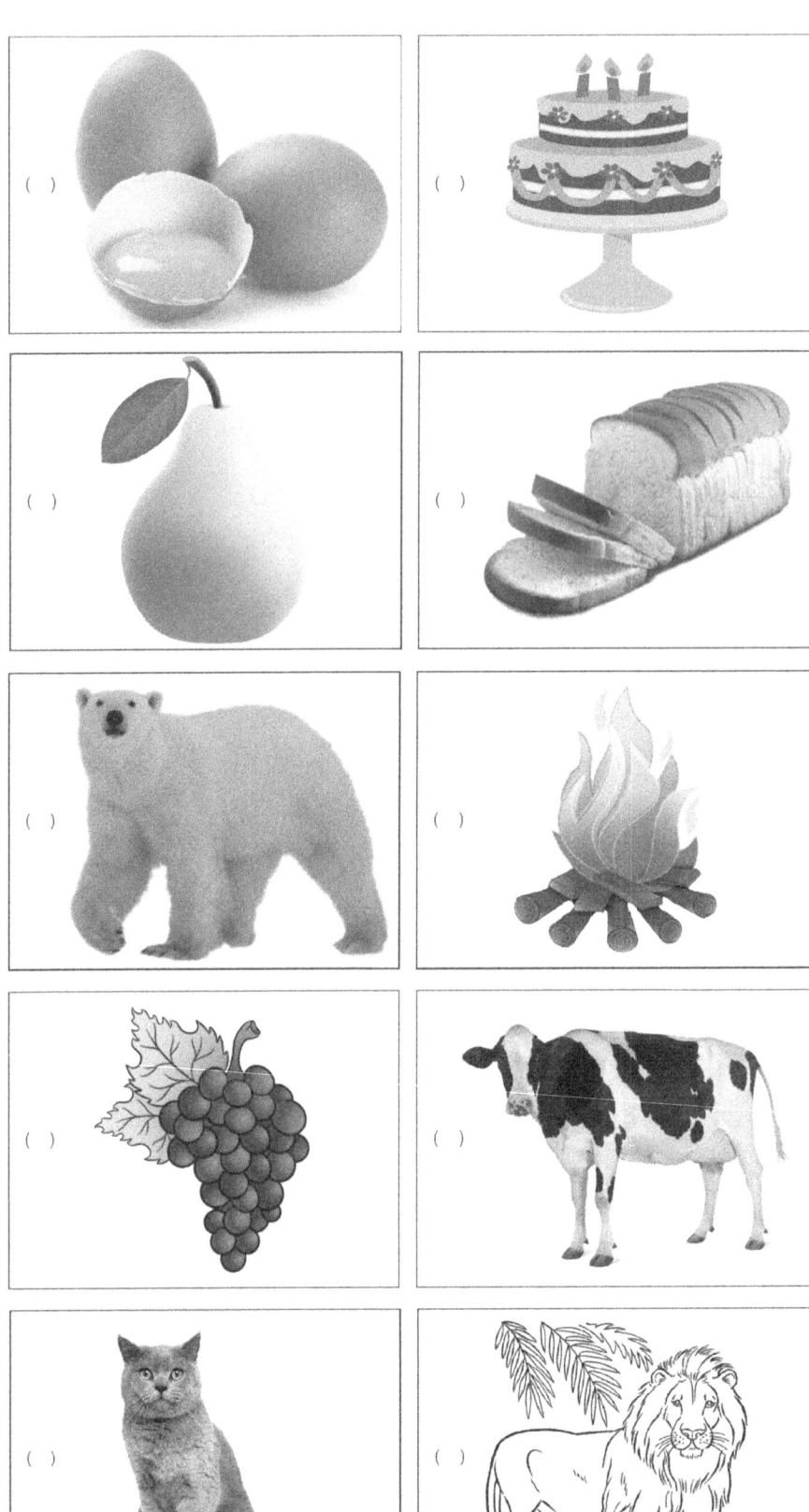

ESTIMULAÇÃO DA LINGUAGEM E DA MEMÓRIA — TREINAMENTO PRÁTICO 11

( )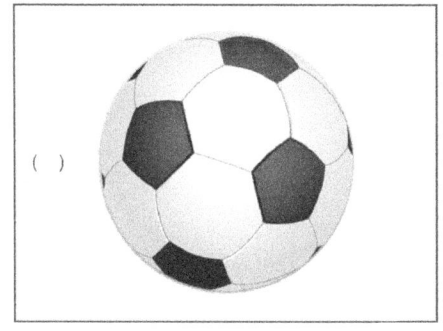

( )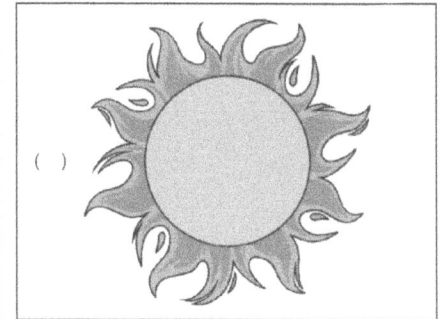

( )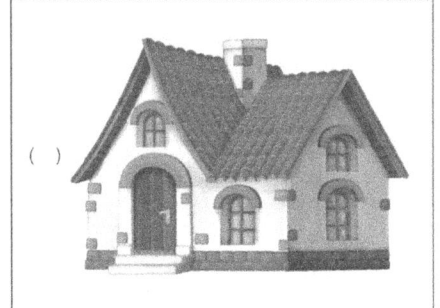

( )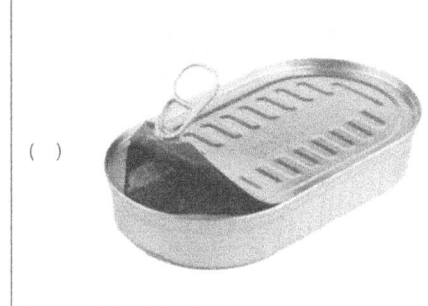

( )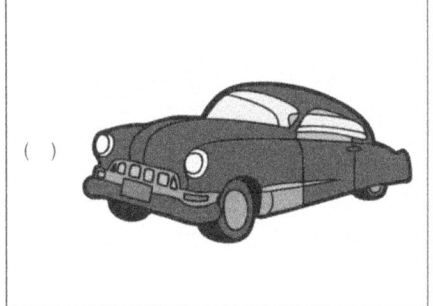

( )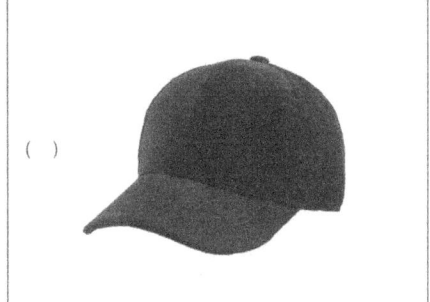

( )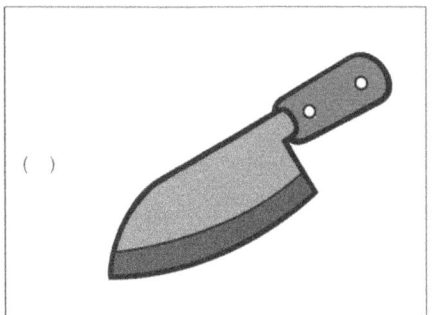

( )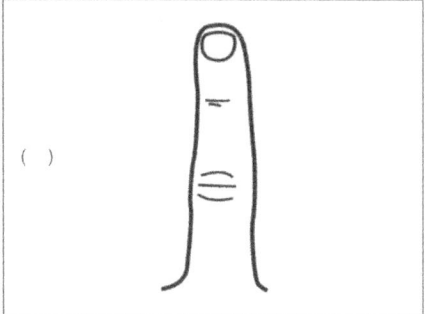

Associar o desenho à frase

1. Minha casa é bonita.

2. Tem um sofá na minha sala de visita.

3. Meu quarto tem um armário grande.

4. Na sala de jantar tenho uma mesa com 6 cadeiras.

5. Minha cozinha é moderna.

6. Tenho um banheiro e um lavabo.

7. No meu jardim tem um lindo coqueiro.

8. Ganhei um cachorro de aniversário.

9. Troquei minha cama na semana passada.

( ) 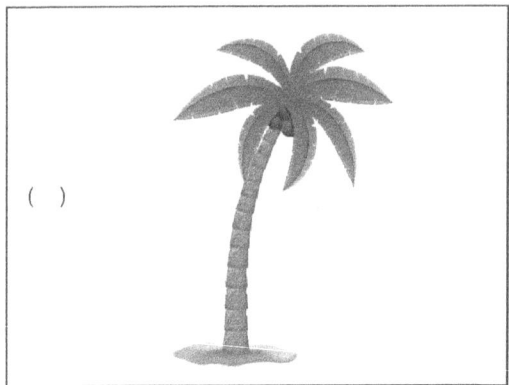   ( )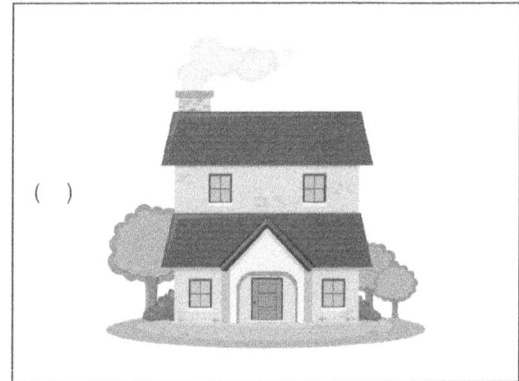

( ) 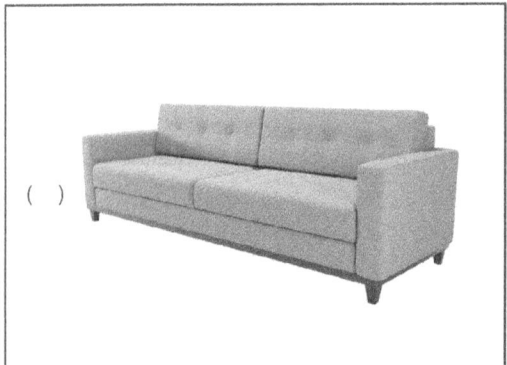   ( )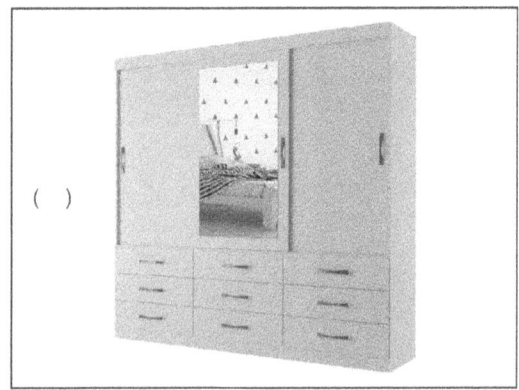

ESTIMULAÇÃO DA LINGUAGEM E DA MEMÓRIA — TREINAMENTO PRÁTICO 13

( )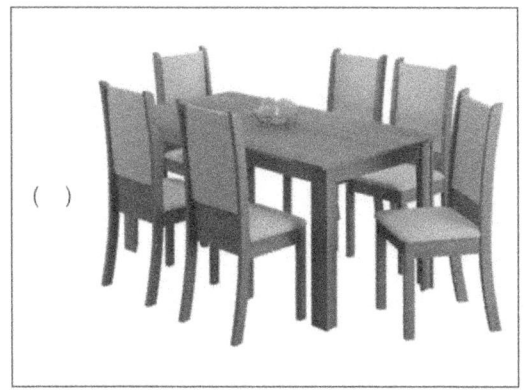
( )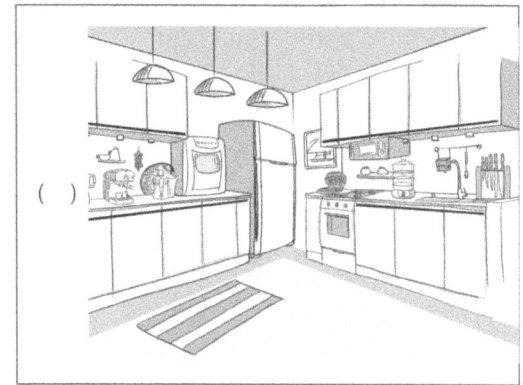
( )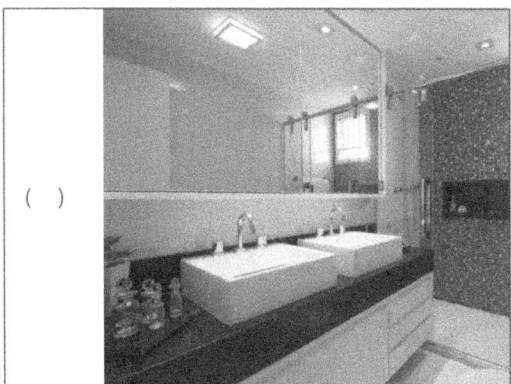
( )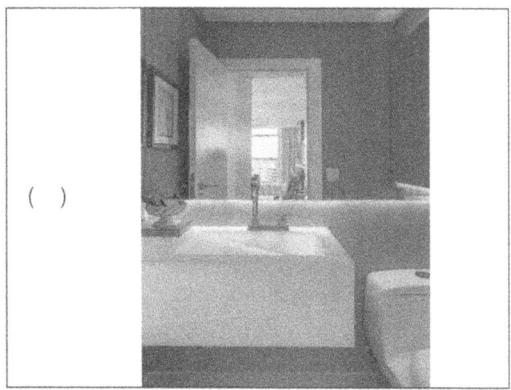
( )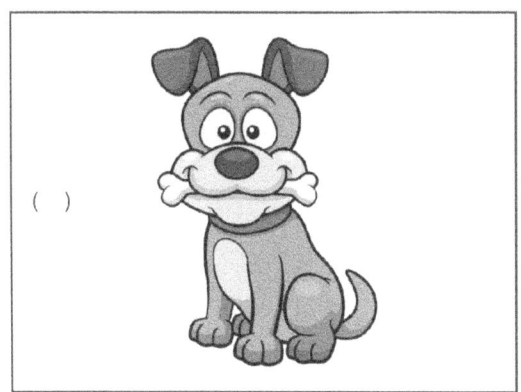
( )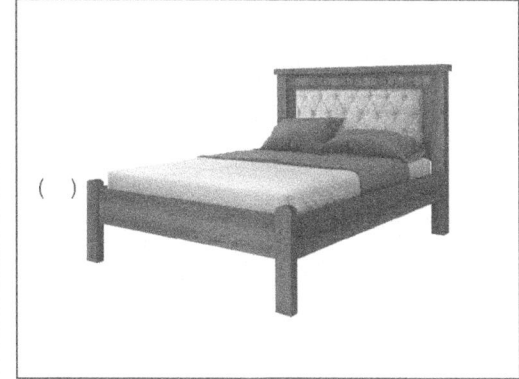

Ligue o verbo com o objeto

LER	ARROZ – FEIJÃO
OUVIR	A SALA
LIMPAR	A LIÇÃO
VARRER	NO FOGÃO
COMPRAR	UM LIVRO
FALAR	OS NETOS
BEBER	NA CAMA
COZINHAR	O RÁDIO
ACORDAR	TELEVISÃO
COMER	A COMIDA
ARRUMAR	O CHÃO
ESTUDAR	ÁGUA
DORMIR	AS MÃOS
VER	COM DINHEIRO
LAVAR	A MULHER
BEIJAR	NO TELEFONE
AMAR	DE MANHÃ

Inventores e Invenções

- **Associe o nome do inventor à invenção**

1. Santos Dumont ( ) Balão de ar quente

2. Graham Bell ( ) Polônio e Rádio

3. Benjamin Franklin ( ) Telégrafo

4. Galileu Galilei ( ) Lâmpada

5. Guglielmo Marconi ( ) Avião

6. Irmãos Lumière ( ) Dinamite

7. Johannes Gutenberg ( ) Telefone

8. Martin Cooper ( ) *Laser*

9. Jean Foucault ( ) Telescópio

10. Samuel Morse ( ) Para-raio

11. Thomas Edison ( ) Rádio

12. Alfred Nobel ( ) Cinema

13. Bartolomeu de Gusmão ( ) Imprensa

14. Marie Curie ( ) Pêndulo de Foucault

15. Gordon Gould ( ) Celular

ATENÇÃO

Faça o que se pede

- **Instruções**

- Leia os números abaixo o mais rápido possível
- Leia 2 para o número 1 e 1 para o número 2. Para o número 3 leia 4 e leia 3 para o número 4.
- Leia apenas o número 1 e 3. No número 2 e 4 diga "par"
- Não leia o número 1 e 3; em vez disso, diga "ímpar"
- Diga "par" para os números 1 e 3 e diga "ímpar" para os números 2 e 4.

1	3	2	4	2	3	1	2	1	4
2	4	1	4	3	2	1	4	3	3
3	2	3	4	1	4	3	1	2	4
1	3	2	3	2	1	2	4	1	3
2	3	1	4	1	2	3	3	2	1

Instruções:

- Sublinhe de preto os nomes de capitais.
- Sublinhe de vermelho os nomes de animais.
- Sublinhe de azul os nomes de flores.
- Sublinhe de verde os nomes de verduras e legumes.

Ovo – rosa – Londres – durex – peixe – zebra – música – lenço
João – gato – cola – brilhante – bandeira – estrela – papagaio – bruxa
dança – quadrado – cozinha – cisne – copo – caneta – sorvete
Paris – meia – panela – vaca – brócolis – cenoura – tênis – Lisboa
primavera – chuchu – hipopótamo – coelho – cavalo – rádio – miosótis
mel – bola – espinafre – cabra – dália – calça – cabelo – Santiago
chave – retângulo – maionese – batata – balão – jornal – búfalo
serpente – jasmim – blusa – África – formiga – livro – pasta – serpente
carro – janela – Bogotá – natação – república – broche – marionete
vôlei – laser – torta – vagem – viagem – férias – pato – café – linha
tubarão – salsicha – aipim – ervilha – torta – violeta – cravo
pastel – lápis – escova – Brasil – Montevidéu – bertalha – canguru
La Paz – amor perfeito – paletó – raposa – quiabo – memória – noz
cobertor – horizonte – golfinho – camélia – futebol – rúcula
macarrão – elefante – mosca – casca – pergaminho – abóbora – bala
raquete – sal – alho – couve – som – beterraba – vestido – copo de leite
homem – Berna – vulcão – sapato – Bruxelas – begônia – arame
Recife – armário – morcego – dromedário – Manaus – orquídea – pirulito
batata – baroa – águia – árvore – castor – Aracaju – telhado – espada
baleia – abobrinha – montanha – aranha – agulha – esquilo

- Fixe seus olhos no texto abaixo e deixe que sua mente leia corretamente o que está escrito

35T3 P3QU3N0 T3XTO 53RV3 4P3N45 P4R4 M05TR4R COMO NO554 C4B3Ç4 CONS3GU3 F4Z3R CO1545 1MPR3551ON4ANT35!

R3P4R3 N155O! NO COM3ÇO 35T4V4 M310 COMPL1C4DO, M45 N3ST4 L1NH4 SU4 M3NT3 V41 D3C1FR4NDO O CÓD1GO QU453 4UTOM-4T1C4M3NT3, S3M PR3C1S4R P3N54R MU1TO, C3RTO? POD3 F1C4R B3M ORGULHO5O D155O! SU4 C4P4C1D4D3 M3R3C3!

P4R4BÉN5!

- Leia em voz alta as letras escritas em MAIÚSCULO, enquanto ELEVA o braço direito para a letra D, o braço esquerdo para a letra E e os dois braços para a letra J

A	B	C	D	E	F
d	e	j	e	d	d
G	H	I	J	K	L
j	e	d	j	e	j
M	N	O	P	Q	R
j	d	e	j	d	e
S	T	U	V	X	Z
d	j	e	e	d	j

ESTIMULAÇÃO DA LINGUAGEM E DA MEMÓRIA — TREINAMENTO PRÁTICO

- Realize o cálculo mentalmente. Sempre que encontrar um número par, some 3 e coloque o resultado no espaço vazio. Quando encontrar um número ímpar, subtraia 3 e coloque o resultado na casa vazia

09	38	56	28	63	81	04	32
70	22	95	77	10	13	17	45
62	73	28	79	02	73	25	54
28	12	99	57	92	14	16	51
43	28	14	91	18	35	66	33
92	86	21	17	03	61	37	58
11	44	65	63	71	49	76	67
39	20	54	16	40	07	42	26

Atenção e Concentração

- **Na lista abaixo marque as palavras que se referem às características seguintes**

• Contorne as palavras "quentes".

• Sublinhe com um traço as palavras que se referem a animais.

• Sublinhe com dois traços os nomes de instrumentos musicais.

• Sublinhe com um traço vermelho o nome de lugares.

Fogo, violão, Roma, fita, adesivo, rochedo, urso, zebra, sol, lenço, gato, cola, super, rato, bandeira americana, diamante, São Paulo, interruptor, bruxa, três, cozinha, queimada, computador, sorvete, gelo, nota, Petrópolis, código, caneta, grama, azul, quatro, granito, coelho, travesseiro, régua, galinha, queimadura, estrada, tênis, lobo, copo, Canadá, bala, ovelha, montanha, barbeiro, África, mar, tambor, trombone, massa, lava, mês, triângulo, cinco, cobertor, cama, metal, nuvem, papel, Franca, torta, matemática, metro, bomba, música, pele, teclado, pílulas, vaca, carteira, punho, tigre, palhaço, geleia, leite, relógio, areia, lago, pimenta, pedra, gatinho, carta, bandeira francesa, guitarra, cabrito, papel colorido, quadrado, bolsa, cenoura, horizonte, natação, Brasil, camelo, tijolo, hamster, antílope, maestro, canguru, simpático, rádio, Cuba, calcinha, mel, alfabeto, carro, mostarda, sargento, oboé, cerrado livro, caatinga, papel, deserto, saxofone, praia, floresta, alto mar, corda, gancho

- **Sem olhar a tabela abaixo, faça a contagem de 50 até 0 e, ao mesmo tempo, de 0 a 50**

50	–	0	24	–	26
49	–	1	23	–	27
48	–	2	22	–	28
47	–	3	21	–	29
46	–	4	20	–	30
45	–	5	19	–	31
44	–	6	18	–	32
43	–	7	17	–	33
42	–	8	16	–	34
41	–	9	15	–	35
40	–	10	14	–	36
39	–	11	13	–	37
38	–	12	12	–	38
37	–	13	11	–	39
36	–	14	10	–	40
35	–	15	09	–	41
34	–	16	08	–	42
33	–	17	07	–	43
32	–	18	06	–	44
31	–	19	05	–	45
30	–	20	04	–	46
29	–	21	03	–	47
28	–	22	02	–	48
27	–	23	01	–	49
26	–	24	00	–	50
25	–	25			

Atenção/Cálculo/Compreensão de Leitura

■ **Siga as instruções**

1. Comece pelo número 1.

2. Siga até a sexta letra do alfabeto.

3. Siga até o resultado de 2 dezenas.

4. Siga até a segunda vogal.

5. Vá até a primeira letra do primeiro mês do ano.

6. Vá até o resultado de 38 – 5.

7. Vá até a letra que vem antes do S.

8. Vá até o dia do Natal.

9. Vá até a primeira letra do alimento que o coelho mais gosta.

10. Siga até a primeira letra do mês da mães.

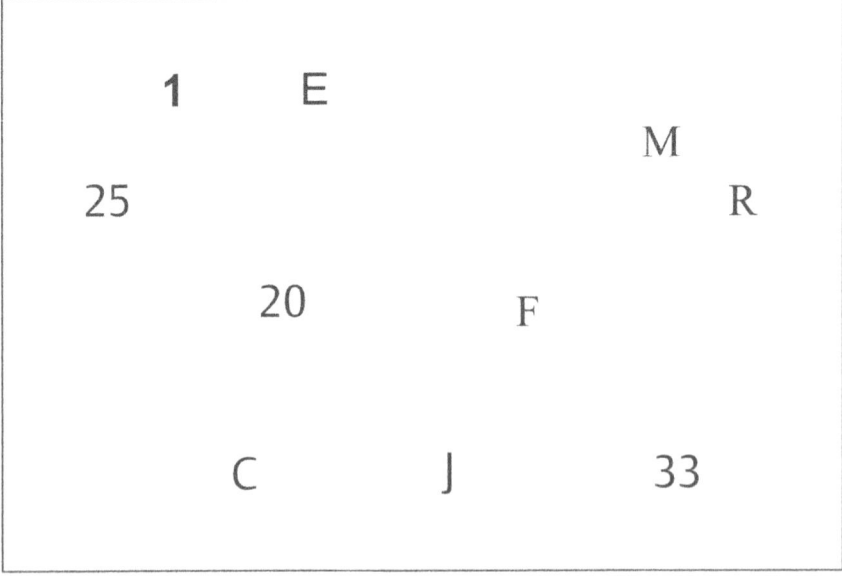

Atenção Auditiva/Linguagem Escrita

- Observe estas sílabas abaixo. A Tp falará palavras que comecem com estas sílabas e o cliente deverá apontar qual delas foi dita

BAS	BAN	BAR	BIN	BOS
COR	CAN	COS	CAR	CON
PER	PAR	PEN	PAS	PIS
MON	MOS	MAR	MES	MIN

Monte	Basquete	Pasta	Pente
Perto	Banco	Mescla	Corda
Barco	Mosca	Canto	Marca
Bingo	Partida	Mingau	Pista
Bosque	Costura	Carta	Conto

- Observe estas sílabas abaixo. A Tp falará palavras que comecem com estas sílabas e o cliente deverá apontar qual delas foi dita

GRA	CIS	BAS	FRES	PLA
CER	FRAN	BRA	CUS	POS
GAR	FOR	PAN	FREN	GAS
CRA	PON	CONS	PLAS	FRE

Bravo	Grade	Gasto	Garfo	Bastão
Plano	Panda	Ponte	Plasma	Poste
Crase	Certo	Cisco	Constar	Custar
Frete	Fresta	Franco	Frente	Forte

Qual a sílaba que você ouviu?

dor	for	cor	por
chão	são	não	pão
viu	pio	tio	fio
nem	tem	dem	quem
ato	halo	acho	aro
ela	Eva	era	erre
ene	ele	eme	esse
ovo	osso	ouro	olho
ora	ova	olha	ota
ilha	ita	iça	ida
uva	uma	urra	unha
ave	eva	erva	ivo
pia	fia	mia	tia
sal	mal	tal	cal
mão	pão	cão	não
jato	chato	cheio	jeito
lata	pata	mata	caça
rega	nega	cega	lega
pano	mano	chamo	cano
raio	maio	caio	saio
fel	mel	céu	léu

CAÇA-PALAVRAS

- Procure palavras que contenham a letra \ X \

B	M	O	P	A	I	X	Ã	O	R
S	T	E	F	J	U	H	L	V	O
D	E	X	A	U	S	T	O	C	Z
A	Ç	I	N	Q	Y	O	P	G	K
R	E	L	G	V	B	X	N	I	M
C	A	I	X	A	T	I	D	E	C
Z	C	O	H	L	E	C	O	X	A
W	Q	C	E	I	X	O	F	A	X
U	D	B	K	P	R	V	A	T	I
T	E	X	T	O	M	P	L	O	M
F	J	O	O	D	F	Ç	Z	A	Q
E	O	X	I	G	E	N	I	O	F

- **Procure palavras que tenham a letra \ R **

B	A	H	J	W	P	O	R	T	A
C	C	E	R	T	A	P	F	D	O
R	O	U	X	G	R	O	V	I	B
A	R	D	C	S	C	A	R	T	A
N	D	M	O	U	É	Ç	Z	E	R
Y	O	A	R	T	I	S	T	A	H
F	X	I	T	R	R	L	E	W	A
A	R	T	I	G	O	H	J	E	Q
T	D	E	N	O	C	R	A	P	I
Q	U	V	A	R	M	Á	R	I	O
K	S	U	P	E	A	I	C	Ç	Q
T	L	V	M	U	R	D	A	F	E

CAUSAS E CONSEQUÊNCIAS

1. O despertador não tocou hoje cedo. Por isso eu ....

2. O zagueiro da seleção brasileira jogou muito mal na última partida. Por isso ....

3. O porteiro se esqueceu de ligar a bomba d'água ontem. Por isso ....

4. Esqueci a água do café fervendo na panela. Por isso ....

5. Tenho muito trabalho atrasado. Por isso ....

6. Os motoristas de ônibus estão em greve hoje. Por isso ....

8. O projeto de reforma dos elevadores não foi bem planejado. Por isso ......

9. As pessoas continuam a jogar lixo nas ruas. Por isso ....

10. Esqueci de pagar um boleto que vencia ontem. Por isso ....

11. Fui ao médico, mas esqueci de levar meus exames. Por isso ....

12. João tem hábitos alimentares saudáveis e faz exercícios regularmente. Por isso ....

13. O filme que assistimos ontem era muito comovente. Por isso ....

14. O concurso para Juiz é muito concorrido e difícil. Por isso ....

15. Fui dormir preocupada com a viagem do dia seguinte. Por isso ....

16. Meu vizinho comemorou seu aniversário com uma festa super barulhenta. Por isso ....

17. Hoje está um calor insuportável; por isso vou ....

18. Hoje vem um bombeiro na minha casa para ver um vazamento. Por isso ....

19. Deixei para comprar os ingressos para o show em cima da hora. Por isso ....

20. Esqueci de abastecer o carro ontem ao sair para o trabalho. Por isso .....

21. Hoje é aniversário de uma grande amiga. Por isso ....

COMPLETAR PALAVRAS, FRASES

- **Completar frases com os termos adequados**

1. Fumar faz mal à ....
   VESÍCULA — SAÚDE — CABEÇA

2. Hoje o mar está muito ....
   BRANCO — GRANDE — BRAVO

3. Custei a ....
   GOSTAR — ACREDITAR — SEPARAR

4. Agora é a sua ....
   MÊS — FEZ — VEZ

5. Ele é muito ....
   PACIENTE — PASTEL — SAMBISTA

6. Dar a volta ....
   AO LADO — AO LARGO — POR CIMA

7. De uma ponta até a ....
   PONTA — OUTRA — LADEIRA

8. Não misture alhos com ....
   BUGALHOS — CEBOLAS — PEIXE

9. Sapato de salto ....
   ROLHA — ALTO — ANGULAR

10. Cozinhar em fogo ....
CRUZADO — QUENTE — BRANDO

11. Aquele hotel tem um bom ....
COSTUME — PREÇO — ACESSO

12. Fortaleza é uma cidade que vale a pena ....
TENTAR — BUSCAR — CONHECER

13. Os cariocas amam o ....
VERÃO — INVERNO — OUTONO

14. A paisagem italiana agrada até os turistas mais ....
PRÁTICOS — EXIGENTES — RICOS

15. De uns anos para cá, o glúten se tornou mais um vilão da ....
AMAMENTAÇÃO – COZINHA – ALIMENTAÇÃO

16. Malala Yousafzai ganhou o Prêmio Nobel da Paz e foi reconhecida por lutar pelo direito das mulheres de ....
DIRIGIR – DIVORCIAR-SE – ESTUDAR

17. Algumas séries da Netflix são bem longas, podendo ter até 8 ....
HISTÓRIAS – PERSONAGENS – TEMPORADAS

18. O celular se tornou, hoje em dia, o novo .... de muitas pessoas.
VÍCIO – COSTUME – APARELHO

■ Completar as frases

1. Venha para ....
2. Transforme sua ....
3. Fale mais ....
4. Explique bem o que você ....
5. Proteja-se do ....
6. Cuide de sua ....
7. Ele é autor de muitos ....
8. Ela deixou de ....
9. Abel se formou em ....
10. Ele passou dois dias sem ....
11. João pediu a mão de Clara em ....
12. Marina soltou os ....
13. Catarina pisou no meu .... e pediu ....
14. No fim do show o cantor recebeu seus ....
15. Esta mesa está .... para nós.
16. Para viajar para o exterior precisamos de um ....
17. Este bolo está simplesmente ....!
18. Ele ainda mora com os ....
19. André tem um aperto de mão muito ....
20. Alguém já disse que o silêncio vale ....
21. Minha vida sempre foi um livro ....

22. Os restaurantes brasileiros são muito ....

23. Ela não gostava de seu trabalho e por isso pediu ....

24. Uma alimentação equilibrada favorece uma melhor qualidade de ....

25. O requinte da cozinha francesa atrai gente do ....

26. A cidade paulista de Campos do Jordão atrai uma legião de turistas durante a temporada de ....

27. Você anda muito agitado. Precisa diminuir seu ritmo de ....

28. Zico era muito bom na cobrança de ....

29. Apesar de parecerem diferentes, eles são muito ....

30. No verão é difícil conseguir reservar um apartamento nos hotéis à beira do ....

31. É importante valorizar os ....

32. O filme tem belos cenários e expressivo trabalho dos ....

33. Algumas empresas permitem que seus funcionários escolham o horário em que vão ....

34. Eu prefiro dar presentes em vez de ....

35. O arquiteto sugeriu umas mudanças no projeto da nossa ....

36. Filas são muito chatas, mas é preciso saber ....

37. Este vidro foi hermeticamente fechado. Você consegue ....

38. O manifesto foi assinado pelos ....

39. Todos temos que cumprir a ....

40. Alguns políticos não cumprem o que ....

41. Se é mentira é *fake*, se aconteceu é ....

42. É importante construir relacionamentos baseados no ....

▪ Completar frases

Eu uso a meia no ....

Eu uso o anel no ....

Eu uso o relógio no ....

Eu uso o sapato no ....

Eu uso o cinto na ....

Eu uso os óculos nos ....

Eu uso a gravata no ....

Eu uso o chapéu na ....

Eu uso o colírio nos ....

Eu uso o desodorante nas ....

Eu uso o boné na ....

Eu uso o tênis no ....

Eu uso a pasta de dente nos ....

Eu uso os fones nos ....

Eu uso a aliança no ....

Eu uso o xampu no ....

Eu uso o sabonete no ....

Eu uso o perfume no ....

Eu uso o cotonete nas ....

Eu uso o fio dental nos ....

Eu uso o batom nos ....

Eu uso o protetor solar no ....

Eu uso o esmalte nas ....

Eu uso o lenço no ....

Eu uso a lixa nas ....

Eu uso o talco nos ....

Eu uso o brinco na ....

Eu uso o colar no ....

Eu uso a pulseira no ....

Eu uso o creme hidratante no ....

Eu uso o condicionador nos ....

Eu uso o rímel nos ....

Eu uso a mochila nas ....

Eu uso a canga na ....

Eu uso o cinto de segurança no ....

■ Completar as frases

Vou tomar ....

Vou comer ....

Vou vestir ....

Vou escrever um(a) ....

Vou pegar ....

Vou cortar ....

Vou tocar ....

Completar com as palavras adequadas

1. "O .... FOI .... PARA ...."
   mudar — cérebro — feito

2. PRECISO .... COMPRAS .... A CEIA DE ....
   Natal — para — fazer

3. OS .... LEVARAM O .... PARA A EUROPA NO COMEÇO DO .... XVI.
   século — tomate — espanhóis

4. A VERSÃO MAIS .... DA .... FOI .... EM 1818.
   criada — antiga — bicicleta

5. O .... DA COZINHA .... ATRAI GENTE DO .... TODO.
   mundo — francesa — requinte

6. REUNIÕES DE CONDOMÍNIO PODEM SER MUITO .... MAS TAMBÉM .... SER MUITO ....
   produtivas — podem — explosivas

7. "TODA .... AÇÃO POSITIVA .... UM .... DIFERENÇA PARA O TODO."
   grande — pequena — faz

8. .... EXÓTICOS, ... A ÍNDIA, SÃO .... PROCURADOS .... BRASILEIROS.
   muito — pelos — como — destinos

9. "UMA .... NÃO PODE .... BANHO NO .... RIO .... VEZES."
   duas — tomar — pessoa — mesmo

10. A .... DIAMANTINA, NA .... ATRAI .... VEZ MAIS ....
cada — visitantes — Chapada — Bahia

11. EMBORA FOSSE .... E CORRUPTO, O .... ERA UM HOMEM ....
inteligente – ganancioso – deputado

12. A EMPREGADA .... OS ALIMENTOS NA .... ONTEM DE ....
manhã – dispensa – guardou

13. HELOISA VIAJA .... DE .... PARA ....
Santos – ônibus – amanhã

14. DEPOIS DE UM .... CHEIO DE .... PRECISO APENAS ..... .
trabalho – descansar – dia

15. O BARCO .... NAS ÁGUAS .... DO ....
mar – afundou – turbulentas

16. MIGUEL É MESMO UM ...., POIS SEMPRE ABRE A ....
DO .... PARA QUE EU POSSA ENTRAR.
carro – porta – cavalheiro

17. DAR .... TRAÇOS AO .... ESTÁ CADA ....
MAIS FÁCIL, ... E SEGURO.
vez — novos — barato — rosto

18. .... AS .... HUMANAS SÃO .... A PARTIR DE ....
sonhos — alcançadas — realizações — todas

19. A UVA .... AO BRASIL .... OS PORTUGUESES
E .... FOI ASSOCIADA À ....
sempre — com — abundância — chegou

20. A VITAMINA C .... NA LARANJA .... A .... DO CORPO E .... A PELE.

imunidade — beneficia — fortalece — presente

21. A .... NO .... COLONIAL .... ELEMENTOS DE .... MUÇULMANA.

característica — possui — arquitetura — Brasil

22. O .... NORUEGUÊS .... PAGA UMA .... EXTRA AO COMPRAR .... PRODUTO EMBALADO .... PLÁSTICO.

qualquer — já — em — consumidor — taxa

23. A .... LOCAL DA SARDENHA .... DIZER QUE .... O TEMPO .... MAIS ....

devagar — lá — costuma — corre — população

24. A .... DE 60 .... UM PERÍODO DE .... SOCIAIS E DE .... EM .... PARTE DO MUNDO.

comportamento — grande — foi — mudanças — década

25. HÁ NOS .... GREGOS HISTÓRIAS E .... QUE .... A .... E O .... OCIDENTAIS.

cultura — personagens — pensamento — moldaram — mitos

26. NÃO .... PRECISO .... MUITO .... PARA ACHAR .... CIENTÍFICOS .... ,FAZER AS .... CERTAS.

longe — basta — dilemas — ir — é — perguntas

Completar as expressões e nomes compostos

Tromba de ....

Obra ....

Micro- ....

Beija- ....

Pica- ....

Vitória ....

Bola de ....

Porta ....

Misto ....

Couve- ....

Corte e ....

Dona de ....

Barriga de ....

Baião de ....

Panela de ....

Ventilador de ....

Água de ....

Saco de ....

Pano de ....

Ponta da ....

Grão de ....

Lima da ....

Rabo de ....

Sai de ....

Louva a ....

João de ....

Dama da ....

Pé de ....

Castanha do ....

Pimenta do ....

Chá de ....

Dor de ....

Lua de ....

Fim de ....

Pôr do ....

Café da ....

Jardim de ....

Calcanhar de ....

Quebra ....

Decreto ....

Olhos de ....

Vira ....

Cruz ....

Pingue ....

Alho ....

Lança ....

Dedo ....

Papo ....

Tatu ....

Pombo ....

Mil ....

Saca ....

Erva ....

Fã ....

Mini ....

Para ....

Vice ....

Arco ....

Beira ....

Samba ....

Matéria ....

Seguro ....

Guarda ....

Batata ....

Porta ....

Belas ....

Bomba ....

Amor ....

Manga ....

Dente de ....

Mula sem ....

Pomo de ....

Copo de ....

Couve de ....

Chave de ....

Palavras ....

Canto da ....

Parto sem ....

Pão ....

Piscar de ....

Amor de ....

Carne de ....

Criado- ....

Sangue- ....

Vale- ....

Bate- ....

Mão de ....

Completar as frases usando o sufixo "-ência"

1. Ele tem viajado com muita .... ultimamente.

2. Quase ninguém fica indiferente a uma .... durante um vôo. Pode ser bem assustador.

3. É saudável ter cuidado com as relações construídas com base na .... tanto emocional, quanto financeira.

4. Não somos obrigados a aguentar tudo. .... tem limite!

5. Não há valor maior que a paz de ....

6. A solidão não tem nada a ver com a presença ou .... de pessoas.

7. Solicitamos uma .... com o prefeito para debatermos o problema de abastecimento de água de alguns bairros da cidade.

8. É nossa .... que determina o que é justo ou não aos nossos olhos.

9. Algumas pessoas ao longo da vida nos servem de .... de honestidade e caráter.

10. A Unicamp é.... nacional em termos de qualidade de ensino superior no Brasil.

11. Voar de asa delta deve ser uma .... única na vida de uma pessoa.

12. A ....oficial do Governador é no Palácio.

13. Alguns políticos não têm .... para cumprir seu papel na sociedade.

14. Fui na .... de modelos tiras umas fotos.

15. A .... daquela loja não ajuda os funcionários.

16. O ventilador está na .... alta.

17. A empresa do meu amigo pediu ....

18. O sucesso só é alcançado com muita.. .

19. A ....dos alunos em sala de aula está constante.

20. Hoje tenho uma .... com meu chefe.

21. O bolo fica melhor colocando .... de baunilha.

■ **Complete com palavras terminadas com o sufixo "-dade"**

1. Ele agiu com muita ……………….. naquela situação, apesar da pouca idade.

2. Em momentos difíceis é preciso ter muita ………………. ; perder a calma só atrapalha.

3. ………………….. moral deveria ser uma qualidade indispensável para um político.

4. A ………………. , um dos males do nosso século, é consequência das mil possibilidades de escolha que temos hoje em dia.

5. Ele falou com tanta ………………. que não provocou nenhuma reação contrária.

6. O clima de ……………… entre parentes acirrou-se com as discussões em torno da política nacional.

7. Sem ………… perdemos o foco e não atingimos resultados satisfatórios.

8. O nazismo preconizava a ……………………….. da raça ariana.

9. A ……………………… do povo mineiro é reconhecida por todos.

10. A ……………….. é uma qualidade essencial numa relação de amizade.

11. Pessoas com mais de 65 anos têm ………………. no transporte público.

12. A ………… dos fundos DI está atrelada à taxa de juros do Banco Central.

13. Um bom empreendedor precisa de muita ……………………………..

14. A ……………………………. entre empresas impulsiona o progresso.

15. A …… é uma das consequências da má alimentação e do sedentarismo.

16. A sociedade brasileira tem questionado a ………………. de salários entre homens e mulheres.

17. Antigamente os eletrodomésticos possuíam mais …………. ; hoje eles são mais descartáveis.

18. Não existe receita de ……………………………… válida para todos.

19. A Medicina tem muitas …………………………. para atender a uma grande ……………………………………………………. de doenças.

20. A .... forma especialistas em várias áreas do conhecimento.

21. As pessoas famosas reclamam de falta de ...., mas são elas mesmas que escolhem se expor.

22. "Na história da .... aqueles que aprenderam a colaborar e improvisar foram os que prevaleceram."

23. A .... penal no Brasil e na maioria dos países ocidentais é de 18 anos.

24. Motivar e recompensar seus funcionários é uma forma de aumentar a .... de uma Empresa.

25. Assumir a .... por nossos atos nos coloca a favor da vida.

26. Uma sociedade justa oferece as mesmas .... para cada indivíduo desenvolver seus próprios talentos.

27. Os idosos têm tanta .... de afeto quanto de cuidados médicos.

28. "Inteligência é a .... de se adaptar às mudanças."

29. Os deficientes físicos têm ainda muitos problemas de ...... nas calçadas, lojas, museus e edifícios de nossas cidades.

30. Um artesão precisa ter muita .... com as mãos.

31. Manter-se em .... é um dos segredos para a longevidade.

32. Fazer ....revigora a saúde mental e física.

33. Amo o Nordeste, tenho muita .... daquele lugar.

34. Esse colchão não tem a .... correta para o seu peso.

35. Minha filha e sua melhor amiga têm muita ....

36. Ainda tenho 5 .... desse modelo.

37. Não consigo fazer .... nem com uma formiga.

38. O Papa é a .... máxima do Catolicismo.

39. Essa panela tem mais ....na sua cozinha.

40. A .... permitida nessa rodovia é de 60 Km/h.

- **Coloque sobre/sob ou dentro conforme convenha**

Ele senta .... o tapete.

A antena está .... o telhado.

O rio passa .... a ponte.

Ela coloca os botões .... da caixa.

O gato se esconde .... a mesa.

As meias estão .... da primeira gaveta.

Coloque as camisas velhas .... as novas.

A bola caiu .... da cesta.

Ela se abriga .... a marquise.

Ele coloca o livro .... a mesa.

Coloque os pés .... da bacia.

Eles dormem ao relento .... um céu estrelado.

Ele fez uma palestra .... as condições climáticas.

Ela se abriga .... o guarda chuva.

Quando chove ela fica .... de casa.

O gato se esconde .... o sofá.

Coloque a carta .... do envelope.

Junte os talheres .... a mesa.

Coloque as flores .... do vaso.

Durante a tempestade não fique .... uma árvore.

COMPREENSÃO DA LINGUAGEM ESCRITA

Compreensão da Linguagem e Planejamento

- **Tarefas para executar no diagrama abaixo**

1. Na ponta superior do triângulo, desenhe uma cruz.

2. No quadrante superior esquerdo escreva o resultado de duas dúzias + 3.

3. Dentro do círculo, escreva seu nome.

4. No quadrante inferior direito, desenhe uma casa.

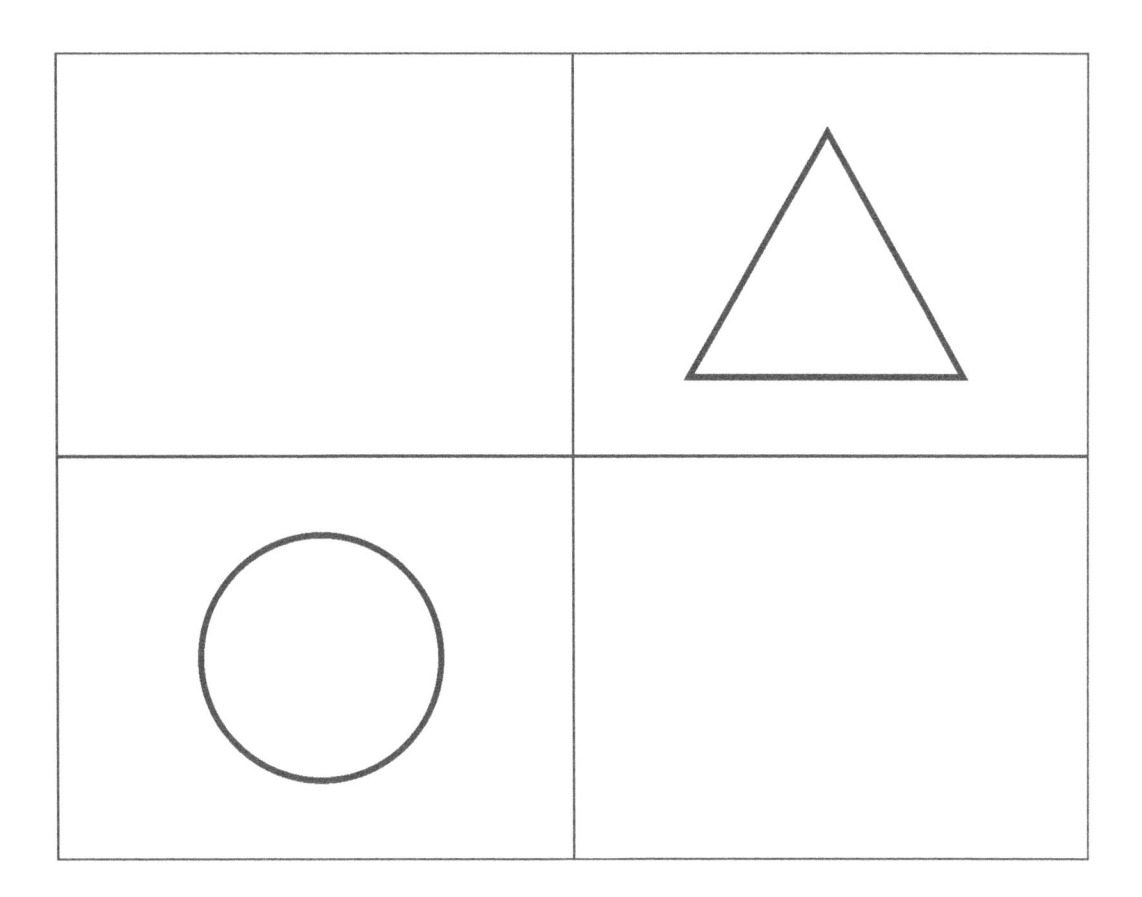

■ **Tarefas para executar no diagrama abaixo**

1. Escreva o nome de um rio brasileiro dentro do retângulo.
2. No quadrante inferior direito, monte um jogo da velha.
3. No quadrado interno do jogo da velha, faça uma bolinha.
4. No quadrante inferior esquerdo escreva o resultado de 3 dezenas + 8.
5. No quadrante superior direito escreva o nome de seu pai e de sua mãe.

Compreensão de Leitura

▪ A árvore torta

Um dia, diante da velha árvore torta, um pinheiro todo vergado pelo tempo, o sábio da aldeia ofereceu sua própria casa para aquele discípulo que "conseguisse ver o pinheiro na posição correta".

Todos se aproximaram e ficaram pensando na possibilidade de ganhar a casa e o prestígio, mas como seria "enxergar o pinheiro na posição correta"? O mesmo era tão torto que a pessoa candidata ao prêmio teria que ser no mínimo, contorcionista.

Ninguém ganhou o prêmio e o velho sábio explicou ao povo ansioso, que ver aquela árvore em sua posição correta era "vê-la como uma árvore torta".

Só isso!

Nós temos em nós, esse jeito, essa mania de querer "consertar as coisas, as pessoas, e tudo mais" de acordo com a nossa visão pessoal. Quando olhamos para uma árvore torta é extremamente importante enxergá-la como árvore torta, sem querer endireitá-la, pois é assim que ela é. Se você tentar "endireitar" a velha árvore torta, ela vai rachar e morrer, por isso é fundamental aceitá-la como ela é.

Nos relacionamentos é comum um criar no outro expectativas próprias, esperar que o outro faça aquilo que ele "sonha" e não o que o outro pode oferecer. Sofremos antecipadamente por criarmos expectativas que não estão ao alcance dos outros.

Por que temos essa visão de "consertar" o que achamos errado?

Se tentássemos enxergar as coisas como elas realmente são, muito sofrimento seria poupado.

Os pais sofreriam menos com seus filhos, pois conhecendo-os, não colocariam expectativas que são suas na vida dos mesmos, gerando crianças doentes, frustradas, rebeldes e até vazias.

Tente, pelo menos tente, ver as pessoas como elas realmente são. Pare de imaginar como elas deveriam ser, ou tentar consertá-las da maneira que você acha melhor. O torto pode ser a melhor forma de uma árvore crescer.

Não crie mais dificuldades no seu relacionamento, se vemos as coisas como elas são, muitos dos nossos problemas deixam de existir, sem mágoas, sem brigas, sem ressentimentos.

E para terminar, olhe para você mesmo com os "olhos de ver" e enxergue as possibilidades, as coisas que você ainda pode fazer e não fez. Pode ser que a sua árvore seja torta aos olhos das outras pessoas, mas pode ser a mais frutífera, a mais bonita, a mais perfumada da região, e isso, não depende de mais ninguém para acontecer, depende só de você.

Pense nisso!

Paulo Roberto Gaefke

Questões

1. Qual era a árvore torta?

2. O que o sábio ofereceu aos discípulos?

3. Alguém ganhou o prêmio?

4. Qual era a posição correta da árvore?

5. Quais as expectativas que criamos no outro?

6. Quais as vantagens de enxergarmos as coisas como elas são?

7. Como você deve ver os outros?

8. Olhando para você com "olhos de ver" como é a sua árvore?

- **Leia os textos e responda às questões**

A sofisticação das fantasias, o clima de mistério e a pompa do carnaval de Veneza deram repercussão internacional ao evento que acabaria sendo copiado pelas principais capitais da Europa, incluindo Paris. O centro do carnaval veneziano era a Praça São Marcos, onde os mascarados vinham se exibir numa espécie de passeio. Ao final deste, as pessoas se dirigiam aos teatros onde aconteciam grandes bailes mascarados.

Falso ou Verdadeiro:

( ) O centro do carnaval de Veneza era a Praça de São Bento.

( ) O uso de máscaras era comum no carnaval veneziano.

( ) As fantasias eram muito sofisticadas e o uso de máscaras trazia um ar de mistério ao evento.

( ) Toda a festa acontecia nas ruas de Veneza.

Os bailes carnavalescos realizados em Veneza serviram de modelo para a festa carnavalesca parisiense. Em meados de século XIX a burguesia brasileira decidiu importar de Paris a moda dos bailes mascarados e dos passeios de carruagens. Foi assim que o contato do estilo sofisticado francês se mesclou com a alegria saudável das ruas cariocas, fazendo surgir uma festa que uniria elegância à alegria.

Falso ou Verdadeiro:

( ) Não é possível negar a importância da herança europeia para a definição de uma forma própria de expressão carnavalesca.

( ) As fantasias populares brasileiras também serviram de inspiração para os foliões da Europa.

( ) As fantasias sofisticadas do carnaval parisiense foram influenciadas pelos famosos bailes de Veneza.

( ) Os brasileiros importaram de Paris a moda dos bailes mascarados e dos passeios a cavalo.

O romance de Nélida Piñon, "Vozes do Deserto", recria a história de Scherezade, uma jovem que, para salvar a vida de outras donzelas, ameaçadas de serem mortas pela vingança do Califa, traído pela sultana, casa-se com ele e o seduz, noite após noite, com sua mágica narração de histórias. Assim, Scherezade antecipa um certo feminismo, sacrifica-se pelas demais com seu jogo de sedução e inteligência.

Falso ou Verdadeiro:

( ) O romance de Nélida Piñon "Vozes do Deserto", é um livro de contos.

( ) Pode-se dizer que Scherezade tomou uma atitude bastante ousada e corajosa.

( ) O Califa tinha sido traído por uma de suas esposas.

( ) Scherezade salva a vida de outras donzelas matando o Califa.

( ) O livro mostra o papel de uma mulher submissa numa sociedade patriarcal.

Por séculos os árabes influenciaram a vida dos povos da Península Ibérica. Os muçulmanos invadiram a península em 711, saíram de Portugal em 1139 e da Espanha em 1492. Essa longa convivência justifica a receptividade que os árabes tiveram no Brasil, em fins do século XIX.

A arquitetura civil no Brasil Colonial possui elementos de característica muçulmana: portas e janelas verde-oliva, ocre, azul-celeste, assim como o predomínio de pátios internos resguardavam a intimidade familiar e proporcionavam conforto térmico à edificação.

Falso ou Verdadeiro:

( ) Os árabes sofreram muito preconceito ao chegarem ao Brasil.

( ) Os muçulmanos invadiram a Península Ibérica em torno do século XIV.

( ) As casas da período colonial refletem bastante da assimilação de características da arquitetura árabe.

( ) Algumas cores características da arquitetura árabe são o verde-oliva, o azul-celeste e o ocre.

Adaptação de textos da Revista Educação em linha (2009)

Bob Dylan passou por várias fases desde o início de sua carreira como músico do *folk*. Em mais de meio século, ele compôs músicas de quase todos os gêneros possíveis – exceto música clássica. Ao mudar seu interesse de um gênero para outro, ele conseguiu influenciar e modificar cada um dos gêneros que tocou.

Em 1966 sofreu um acidente de motocicleta que interrompeu sua carreira por quase dois anos. Ele ficou sete anos afastado dos palcos, mas não deixou de gravar e lançar discos.

Falso ou Verdadeiro:

( ) Bob Dylan só fez sucesso como cantor de música *folk* americana.

( ) Dylan influenciou muitos compositores com sua criatividade.

( ) Ele interrompeu sua carreira durante 7 anos.

( ) Dylan sofreu um acidente de moto em 1966.

Compreensão de Texto

■ Minha alma está em brasa

Contei meus anos e descobri que tenho menos tempo para viver a partir daqui do que o que eu vivi até agora.

Eu me sinto como aquela criança que ganhou um pacote de doces. O primeiro comeu com prazer, mas quando percebeu que havia poucos, começou a saboreá-los profundamente.

Já não tenho tempo para reuniões intermináveis em que são discutidos estatutos, regras, procedimentos e regulamentos internos, sabendo que nada será alcançado.

Não tenho mais tempo para apoiar pessoas absurdas que, apesar da idade cronológica, não cresceram.

Meu tempo é muito curto para discutir títulos. Eu quero a essência, minha alma está com pressa... Sem muitos doces no pacote...

Quero viver ao lado de pessoas humanas, muito humanas. Que sabem rir dos seus erros. Que não ficam inchadas com seus triunfos. Que não se consideram eleitos antes do tempo. Que não ficam longe de suas responsabilidades. Que defendem a dignidade humana e querem andar do lado da verdade e da honestidade.

O essencial é o que faz a vida valer a pena.

Quero cercar-me de pessoas que sabem tocar os corações das pessoas...

Pessoas a quem os golpes da vida ensinaram a crescer com toques suaves na alma.

Sim... Estou com pressa... Estou com pressa para viver com a intensidade que só a maturidade pode dar.

Eu pretendo não desperdiçar nenhum dos doces que eu tenha ou ganhe... Tenho certeza de que eles serão mais requintados do que os que comi até agora.

Meu objetivo é chegar ao fim satisfeito e em paz com meus entes queridos e com minha consciência. Nós temos duas vidas e a segunda começa quando você percebe que você só tem uma...

Autor desconhecido

Responda:

1. Qual a analogia que o autor faz com a vida dele atual?

....

2. O que ele descobriu em relação ao tempo de viver?

....

3. Para que situações ele não tem mais tempo?

....

4. Como é o tempo dele?

....

5. Ao lado de que pessoas ele quer viver?

....

6. O que faz, segundo o autor, a vida valer a pena?

....

7. Como ele quer chegar ao fim?

....

8. O autor diz que temos duas vidas; segundo ele, quando começa a segunda?

....

■ A galinha dos ovos de ouro
Esopo

Certa manhã, um fazendeiro descobriu que sua galinha tinha posto um ovo de ouro. Apanhou o ovo, correu para casa, mostrou-o à mulher, dizendo:
– Veja! Estamos ricos!
Levou o ovo ao mercado e vendeu-o por um bom preço.
Na manhã seguinte, a galinha pôs outro ovo de ouro, que o fazendeiro vendeu por melhor preço. E assim aconteceu durante muitos dias. Mas, quanto mais rico ficava o fazendeiro, mais dinheiro queria. E pensou: "Se esta galinha põe ovos de ouro, dentro dela deve haver um tesouro!"
Matou a galinha e, por dentro, ela era igual a qualquer outra.

Moral: "Quem tudo quer, tudo perde."

Responda:

1. Será mesmo que não podemos querer muito?

....

2. Temos sempre que nos contentar com o que nos sobra?

....

Bob Dylan

Bob Dylan é uma das figuras mais influentes na história do *rock and roll*; com letras inspiradas e uma voz rouca, ele foi o ícone musical de movimentos de contestação dos anos 1960 e da luta contra a segregação racial. Ele é o autor de mais de 500 canções gravadas por mais de 2 mil artistas e se apresentou praticamente em todo o mundo.

Fechado e enigmático, Dylan tem sido simultaneamente glorificado e vilipendiado pela mídia, mas todos reconhecem que ele é um gênio musical, um poeta. Ele é o único artista a ganhar, além do Prêmio Nobel de Literatura, os principais prêmios do mundo das artes. A secretária geral da instituição, Sara Danius, declarou que Dylan foi escolhido "por criar novas expressões poéticas dentro da grande tradição da música americana".

Ao mudar seu interesse de um gênero para outro, ele conseguiu influenciar e modificar cada um dos gêneros que tocou. É dele o crédito de expandir a narrativa na música popular, compondo sobre amor, política, figuras históricas, eventos atuais, questões sociais e filosofia.

Revista Morashá (adaptado)

Falso ou Verdadeiro:

( ) Bob Dylan foi um artista importante nos anos 1980.

( ) Suas canções também são interpretadas por outros artistas.

( ) Ele já tocou e cantou em muitos países.

( ) Dylan sempre recebeu críticas positivas ao longo de sua carreira.

( ) Ele foi o único cantor a ganhar o Prêmio Nobel de Literatura.

( ) Ele compõe, basicamente, sobre amor e política.

( ) Bob Dylan é um cantor americano.

( ) Ele se envolveu como compositor e cantor na luta contra a segregação racial.

■ O aproveitamento do petróleo

O petróleo bruto, depois de extraído, precisa ser fracionado em seus diversos componentes para ser utilizado. Este processo, chamado de refino ou destilação fracionada, consiste em aproveitar os diferentes pontos de ebulição das substâncias que compõem o óleo, separando-as para que sejam convertidas em produtos finais.

O processo de refino começa pela dessalinização do petróleo bruto, em que são eliminados os sais minerais. Depois, o óleo é aquecido a 320ºC em fornos de fogo direto. Então passa para a unidade de fracionamento onde podem ocorrer até três etapas diferentes de destilação, dependendo dos produtos ou frações que se deseja obter.

O gás, numa das frações mais importantes obtida na destilação, é composto por substâncias com ponto de ebulição entre -165 e 30ºC, como metano, etano, propano e butano. O ponto de ebulição do éter de petróleo está entre 30 e 90ºC. A gasolina, um dos subprodutos mais conhecidos, tem ponto de ebulição entre 30 e 200ºC. Para obter querosene, o ponto de ebulição fica entre 175 e 275ºC. Óleos mais pesados como a cera, sólida na temperatura ambiente, entra em ebulição em torno de 350ºC. No final do processo, resta o alcatrão, resíduo sólido.

Cerca de 90% do petróleo é utilizado com fins energéticos, seja nas centrais termoelétricas, seja como combustível para os meios de transporte ou fornos industriais. Dos 10% restantes são extraídos os produtos que abastecem as indústrias plásticas, de embalagens, de cosméticos, químicas etc... Do petróleo derivam 60% das matérias-primas utilizadas na indústria mundial.

A partir dos dados do texto, preencha abaixo os itens em destaque:

Subprodutos:

Pontos de ebulição:

Utilização:

COMPREENSÃO ORAL

- O Tp fala uma frase que corresponda a um dos animais e o paciente aponta

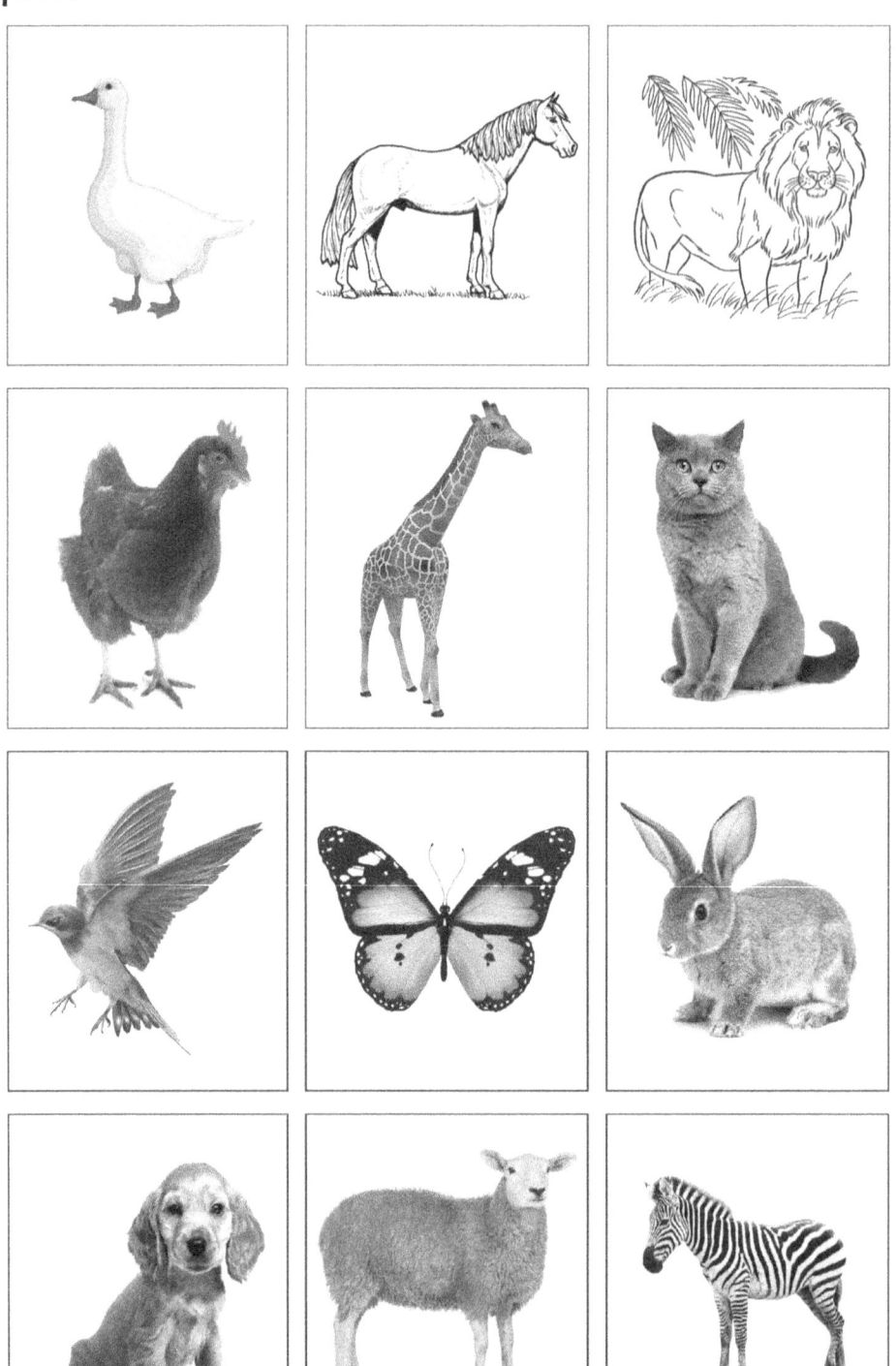

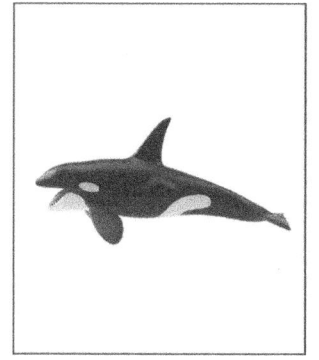

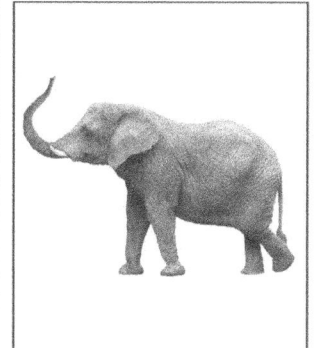

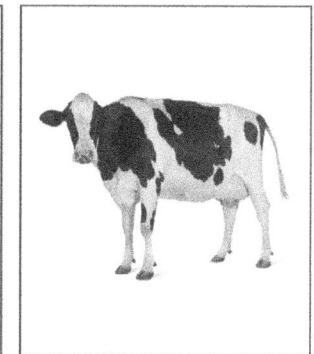

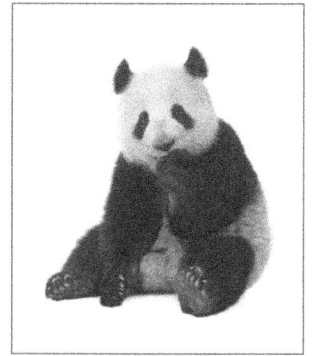

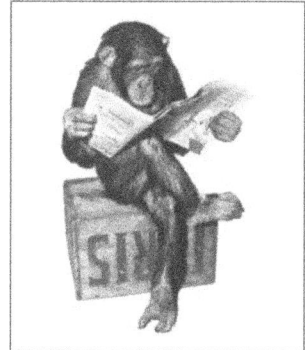

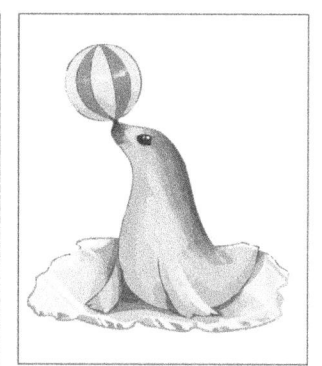

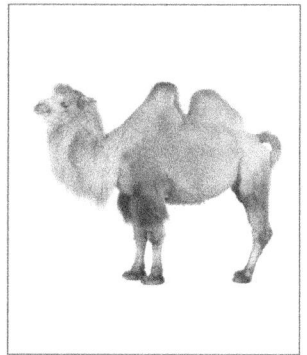

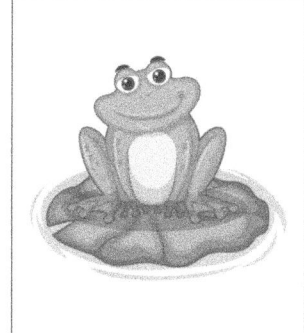

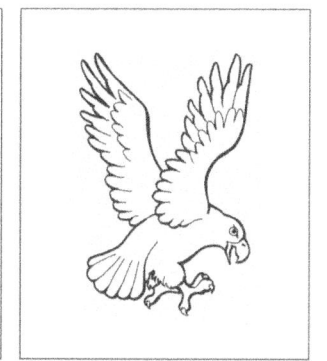

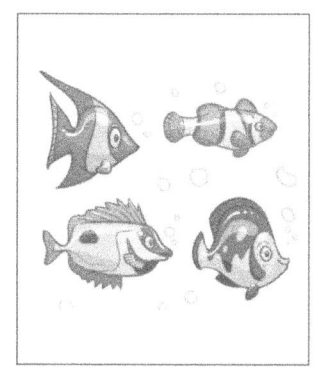

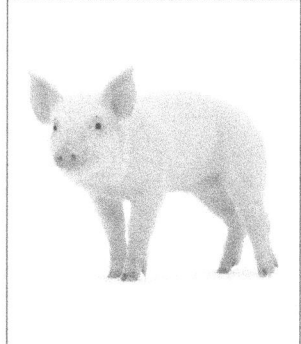

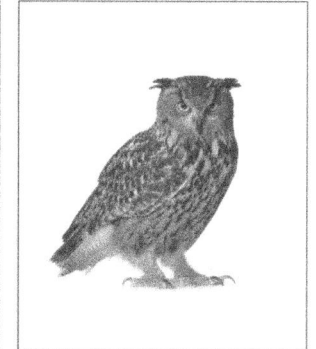

ESTIMULAÇÃO DA LINGUAGEM E DA MEMÓRIA — TREINAMENTO PRÁTICO 57

CONHECIMENTOS GERAIS

■ **Responda**

O que recobre o corpo dos peixes? ....

O que calçamos nos pés para andar? ....

Que instrumento usamos para pintar? ....

Do que é feita uma garrafa? ....

Onde dormem os cavalos? ....

Do que são feitos os sapatos? ....

O que se faz numa piscina? ....

Com o que pesamos legumes, farinhas? ....

Quem conserta os relógios? ....

Qual o nome da cria da vaca? ....

O que sai da torneira? ....

Com o que abrimos uma porta? ....

Onde se conserta um carro? ....

Quem vende medicamentos? ....

Quem é que trabalha com madeira? ....

Quem escreve artigos nos jornais? ....

Onde se escreve com giz? ....

Do que é composto um trem? ....

O que o patrão dá para seus empregados no final do mês? ....

Onde se vai para pegar um avião? ....

Que parte da árvore está sob a terra? ....

Quem defende um acusado num processo? ....

Qual o nome do animal que muda de cor? ....

Com que se pesca um peixe? ....

Que fruta dá a figueira? ....

O que se coloca no dedo para costurar? ....

Qual o aparelho que nos permite falar à distância? ....

Onde lavamos a louça? ....

O que mede o termômetro? ....

Para que usamos uma seringa? ....

Qual o nome do espaço de tempo entre as duas partes de um espetáculo? ...

Qual o nome do especialista que cuida do nariz, ouvidos e garganta? ....

Como se chama aquele que trabalha no teatro? ....

Quem celebra a missa? ....

Onde o médico prescreve os medicamentos que devemos tomar? ....

Quem opera os doentes? ....

Qual o nome de quem confecciona roupas? ....

Quem vende móveis antigos? ....

Quem transporta os móveis numa mudança? ....

- **De que país estamos falando?**

O país ocupa posição central no sistema econômico e político internacional.

Faz parte da ONU, do Grupo dos Sete e luta pela liderança da União Europeia, com a Alemanha.

Ecos da sua história estão presentes no país todo em castelos, monumentos e museus.

O requinte de sua cozinha é uma referência internacional, com destaque para vinhos e queijos.

Tribos Célticas chegaram à Gália por volta do século IX a.C.

Os romanos invadiram e dominaram as terras da Gália até o século V.

E houve a invasão de tribos bárbaras.

A dinastia Bourbon acontece no final de 1598, depois da guerra dos Cem Anos, em que o país em questão sai vitorioso.

O Absolutismo é consolidado na primeira metade do século XVII e o país vai lutar contra a dinastia austríaca dos Habsburgo.

No século XVIII as ideias do Iluminismo se desenvolvem contra o absolutismo.

Em 1789 a Assembleia Nacional vota a Declaração Universal dos Direitos do Homem e do Cidadão extinguindo os privilégios feudais.

Atualizando conhecimentos

Você sabe...?

1. Quem foi ao espaço pela primeira vez?..
2. Quem é a entidade suprema da igreja católica?..
3. Quem é o pai da aviação?..
4. Quem compôs "A garota de Ipanema"?...
5. Quem criou o "Sítio do Pica-Pau Amarelo"?..
6. Quem teve a ideia de construir Brasília?...
7. Quem é a padroeira do Brasil?..
8. Quando ocorreu o golpe militar no Brasil?..
9. Quem foi o primeiro presidente negro dos EUA?..
10. Quem foi Napoleão Bonaparte?...
11. Qual a maior cidade do Brasil?...
12. Quando terminou a Segunda Guerra Mundial?..
13. O nome de uma tribo indígena brasileira?...
14. Quem foi Castro Alves?...
15. Onde fica a Nigéria?...
16. Qual a capital da Suécia?..
17. Qual religião brasileira tem matriz africana?..
18. O nome de uma cidade histórica de Minas Gerais?......................................
19. Em que país a alta costura tem relevância?...
20. Dê o nome de um grande estilista brasileiro..
21. Dê o nome de um grande compositor clássico...
22. Qual a menor região do Brasil?...
23. Dê o nome de um grande escultor italiano...
24. Qual a foi a primeira capital do Brasil?...
25. Diga o nome de um afluente do rio Amazonas...

Conhecimentos gerais – Itália

Marque as respostas corretas:

1. A Itália abriga pelo menos 50 patrimônios da humanidade. Entre eles:

( ) O Coliseu

( ) Torre Eiffel

( ) Duomo de Milão

( ) Torre de Pisa

( ) Sítio arqueológico de Pompeia

( ) Big Ben

2. Comidas típicas da Itália:

( ) Crepe

( ) Ravioli

( ) Risoto

( ) Tiramisu

( ) Madeleine

( ) Mil Folhas

( ) Pizza

3. Regiões da Itália:

( ) Lombardia

( ) Normandia

( ) Toscana

( ) Piemonte

( ) Bavaria

4. A Itália é a segunda maior produtora de vinho do mundo:

( ) V

( ) F

5. O animal símbolo da Itália é o:

( ) Tigre

( ) Loba

( ) Raposa

( ) Leão

6. A Itália possui 2 Estados independentes, San Marino e Vaticano:

( ) V

( ) F

7. Artistas italianos:

( ) Leonardo da Vinci

( ) Van Gogh

( ) Botticelli

( ) Rodin

( ) Michelangelo

( ) Rafael

8. A Itália faz fronteira ao Norte com 3 destes países:

( ) Noruega

( ) Suíça

( ) Áustria

( ) Alemanha

( ) França

( ) Dinamarca

9. A Itália foi o berço do Renascimento:

( ) V

( ) F

10. Antes do euro, a moeda italiana era:

( ) Franco

( ) Lira

( ) Libra

( ) Marco

■ Conhecimentos Gerais – França

Marque as respostas corretas:

1. Sobre a França, podemos afirmar que:
( ) É o pais da Europa mais visitado por turistas.
( ) É um país mundialmente conhecido por sua gastronomia.
( ) É conhecido por ter sido o local de origem do futebol.

2. São atrações turísticas da França:
( ) Torre Eiffel
( ) Museu do Louvre
( ) Palácio de Versalles
( ) Catedral de Notre-Dame
( ) Chateau de Chillon

3. Sobre a geografia da França, podemos afirmar que:
( ) É o maior país, em extensão territorial da União Europeia.
( ) Sua capital, Paris, não é a cidade mais populosa da França.
( ) Apresenta temperaturas amenas durante todo o ano.
( ) Além do francês, tem como idiomas oficiais o inglês e o gaulês.

4. A França faz fronteira com 6 países; são eles:
( ) Bélgica
( ) Luxemburgo
( ) Inglaterra
( ) Suíça
( ) Itália
( ) Espanha
( ) Portugal
( ) Alemanha

5. São comidas típicas da França:

( ) Pão francês

( ) Croissant

( ) Ceviche

( ) Ratatouille

( ) Petit gâteau

6. Pessoas famosas que nasceram na França:

( ) Galileo Galilei

( ) Nostradamus

( ) Napoleão Bonaparte

( ) Joana D'Arc

( ) Mahatma Gandhi

7. Antes da adoção ao Euro, em 2002, a moeda oficial da França era o Franco Francês.

( ) V

( ) F

8. Registros históricos sugerem que o primeiro vinho foi criado na França, na região que hoje é conhecida como Champagne.

( ) V

( ) F

9. Pintores franceses:

( ) Claude Monet

( ) Paul Cézanne

( ) Vincent Van Gogh

( ) Salvador Dali

( ) Renoir

10. A Torre Eiffel, construída entre 1887 e 1889, foi planejada por um engenheiro:

( ) Americano, que a criou como retribuição à Estátua da Liberdade.

( ) Francês, que a construiu como forma de homenagear uma filha falecida.

( ) Francês, que a arquitetou para participar de uma competição de design no qual foi o vencedor.

( ) Italiano, que se inspirou no tamanho da Torre de Pisa para criar um projeto para o prefeito de Paris.

11. A Revolução Francesa teve como um dos seus principais eventos a invasão de um lugar localizado em Paris. Esse acontecimento se deu em 14 de julho de 1789, data lembrada todos os anos através de um feriado nacional. Que lugar que foi invadido?

( ) Louvre

( ) Torre Eiffel

( ) Palácio de Versalhes

( ) Bastilha

( ) Mercado Municipal de Paris

12. A sede da Organização das Nações Unidas para a Educação, a Ciência e a Cultura (UNESCO) está localizada em Paris.

( ) V

( ) F

13. O Palácio de Versalhes, que já foi a residência da família real francesa e inclusive já foi um museu, é a residência oficial do presidente e do primeiro-ministro.

( ) V

( ) F

14. Complete: No dia 6 de Junho de 1944, durante a Segunda Guerra Mundial, ocorreu a maior invasão por mar da história. Essa invasão, que foi de grande importância para o desfecho da Segunda Guerra Mundial e que ficou conhecida como Dia D, ocorreu no litoral da ...., região da França.

CORRELACIONAR

- **Correlacionar as perguntas com as respostas mais adequadas**

1. Você já tomou seu remédio hoje? ( ) Pois não!
2. Você já marcou seu médico? ( ) Popular
3. Você sabe dirigir carro automático? ( ) Parece
4. Que tipo de música você gosta? ( ) Podemos sim
5. Você faz compras pela internet? ( ) Fiz ontem
6. Você prefere roupas claras ou escuras? ( ) 2 metros
7. Quando você fez o exame de sangue? ( ) No quinto
8. Quanto custa este sapato? ( ) Faço sempre
9. Quando seus filhos chegam de viagem? ( ) Eu também!
10. Em que andar você mora? ( ) Claras
11. Você costuma viajar nos feriados? ( ) 39
12. Podemos começar? ( ) Pistache
13. Por favor, preciso de ajuda aqui. ( ) Sei
14. Há quanto tempo você não viaja? ( ) Nem sempre
15. Que sabor você prefere? ( ) Marquei
16. Adorei rever você! ( ) Tomei
17. Será que chove hoje? ( ) R$120,00
18. Que número você calça? ( ) Há um ano
19. Quantos metros você quer? ( ) Nesta terça

■ Correlacionar as definições com as palavras dadas

1. Relativo à mãe   ( ) Império
2. Exposições artísticas   ( ) Colarinho branco
3. Elemento essencial no processo de respiração dos seres vivos   ( ) Negociata
4. Pessoa que quase não anda, nem faz exercício   ( ) Idealizar
5. Princípio de náusea   ( ) Tipoia
6. Ofício de trabalhar com madeira   ( ) Materno
7. Transação investigada pelas CPIs   ( ) Rinite
8. Sono realizado após o almoço   ( ) Fábula
9. Inflamação da mucosa nasal   ( ) Mostras
10. Imaginar de maneira ideal   ( ) Enjoo
11. Estado governado por um imperador   ( ) Tratado, ajuste, pacto
12. Tira de tecido presa ao pescoço, para sustentar o braço engessado   ( ) Oxigênio
13. Argumento capcioso que conduz a erro   ( ) Marcenaria
14. Expressão que designa crimes de executivos   ( ) Sesta
15. Narração alegórica   ( ) Falácia
16. Tratativa   ( ) Sedentária

ESTIMULAÇÃO DA FALA

■ O que você prefere

1. Arroz ou macarrão?
2. Viagens de trem ou de ônibus?
3. Banho quente ou banho frio?
4. Música clássica ou popular?
5. Filme de suspense ou romance?
6. Inverno ou verão do Brasil?
7. Viajar para a montanha ou para a praia?
8. Ganhar um livro ou uma roupa?
9. Viajar ou ficar em casa?
10. Dança clássica ou contemporânea (moderna)?
11. Acordar cedo ou acordar mais tarde?
12. Visitar museus ou parques?
13. Beber vinho ou cerveja?
14. Ter gato ou cachorro em casa?
15. Dirigir ou ser o carona?
16. Passarinho solto ou na gaiola?
17. Água gelada ou natural?
18. Ovo cozido ou frito?
19. Receber ou visitar as pessoas?
20. Salto alto ou baixo?
21. Cozinhar ou comer?
22. Ver TV ou ouvir música?
23. Assento na janela ou no corredor do avião ou ônibus?
24. Café forte ou café fraco?

25. Roupas claras ou mais escuras?
26. Carro pequeno ou carro grande?
27. Viajar pelo Brasil ou para o exterior?
28. Dormir cedo ou dormir mais tarde?
29. Piscina ou praia?
30. Carne vermelha ou frango?
31. Sol ou chuva?
32. Ligar ou mandar mensagens?
33. Dormir acompanhado ou sozinho?
34. Preto ou branco?
35. Ficar em casa ou passear?
36. Suco ou refrigerante?
37. Livros ou jogos?
38. Viajar de avião ou de ônibus?
39. Lápis ou lapiseira?
40. Pintar ou desenhar?
41. Pão francês ou de forma?
42. Chinelo ou tênis?
43. Comer com garfo ou colher?
44. Morar sozinho ou com a família?
45. Carne ou massa?
46. Pizza de mussarela ou de calabresa?
47. Chocolate branco ou preto?
48. Ovo frito ou cozido?

■ Completar as frases

Eu durmo na ....

Eu me sento na ....

Eu me penteio com o ....

Eu lavo o ....

Eu como com o ....

Eu tomo água no ....

Eu coloco o lixo na ....

Eu uso chapéu na ....

Eu me olho no ....

Eu corto a carne com a ....

Eu passo manteiga no ....

Eu tomo café com ....

Eu uso meia no ....

Eu passo batom nos ....

Eu mastigo com os ....

Eu fecho a ....

Eu prego o botão na ....

Eu limpo o ....

Eu lavo as ....

Eu espero o ônibus no ....

Eu falo ao ....

Eu asso o bolo no ....

Eu ligo a ....

Eu leio o ....

Eu escovo os meus ....

Eu passeio no ....

Eu guardo o leite na ....

Eu esquento a comida no ....

Eu guardo minhas roupas no ....

Eu guardo o dinheiro na ....

Eu sempre carrego meus ....

Eu pago o táxi com ....

Eu faço compras no ....

Eu convido meus ....

Eu respiro pelo ....

Eu converso com ....

Eu embrulho o ....

Eu passo minhas ....

Eu emprestei meu ....

Eu estudo na ....

Eu pago as contas com ....

Eu passo manteiga no ....

Eu falo pela ....

Eu escuto com ....

Eu viajo de ....

Eu parcelo minhas compras no..

Eu malho na ....

Eu durmo na ....

ESTIMULAÇÃO DA LINGUAGEM ESCRITA

- **Completar as palavras com \ P \ ou \ B **

__OTA	__ISCINA	__ORTA
__ALÃO	__OLO	__NEU
__IANO	__OLACHA	__OSTO
__OLA	__ONÉ	__OCA
__ELE	__ONTO	__ETECA
__ANCO	__ERTO	__INTOR
A__ACAXI	__ANELA	CA__ELO
CAM__O	CO__O	MA__A
A__ELHA	__ANDEIRA	__ALITO
__OLÍTICA	__ETERRABA	SO__A
RA__AZ	RES__OSTA	ACA__AR
FÁ__RICA	FE__RE	GRU__O
__ISCOITO	__ONTE	__ÃO
BOM__OM	__OLICHE	__ASTEL
__ALEIA	A__ÓBORA	A__ELIDO
MO__ÍLIA	CO__RA	__ILHA
__ELEZA	A__RIL	SETEM__RO
__AREDE	PA__EL	A__ITO
ES__AÇO	ES__IRRO	__ARCO
O__RA	__ARTILHA	__ORRACHA
SA__OTAGEM	SA__ATILHA	__RIMITIVO
A__ACATE	__ALIÇADA	__ANDEMIA
A__RIDOR	A__RONTAR	__A__Á
__I__A	URU__U	__OR__OLETA
ESCOR__IÃO	ES__ADA	TA__ETE
UM__IGO	TEM__ESTADE	EM__ORA

Completar as palavras com \ T \ ou \ D \

__ENTRO	__EMAIS	__OMATE
__EMOR	__ISSO	__EMPESTADE
__EMPO	__ESCONTO	__ÚVIDA
__OSSE	__OIS	__ARIFA
COS__UME	__IÁRIO	COS__URA
PAS__EL	AMBIEN__E	__IFÍCIL
__IÁLOGO	BAN__EIRA	AMIS__OSO
AMIZA__E	BES__EIRA	COMI__A
PON__E	MA__EIRA	INVES__IMENTO
MON__E	BON__E	PON__EIRO
IN__ICADOR	DIS__INTO	__ÁTIL
__ANTO	__ANÇA	CAN__EIRO
MIS__URA	__ROCA	MUN__IAL
EN__EREÇO	HABILI__AÇÃO	AP__IDÃO
CON__IÇÃO	PRON__IDÃO	VO__O
FE__ERAÇÃO	FON__E	VI__ÓRIA
__REM	__A__O	__RISTEZA
COMPU__A__OR	__RAPAÇA	CA__ERNO
A__RASA__O	BAL__E	POMA__A
__IJOLO	OI__O	BERMU__A
FA__A	EMPA__E	__ENDA
__AR__ARUGA	VEN__O	CALÇA__A
PAPELA__A	__EGRAU	ANEDO__A

- Completar as palavras com PR, FR ou CR

__ATO __EME
__ACO __EGO
__OVA __ISE
__ÉDITO __IMO
__ETE __OTA
__IMEIRO __ONTO
__ATERA __ÊMIO
__UZEIRO __UMO
__ATA __OMO
__ONOGRAMA __ONTAL
__ÓXIMO __ISTAL
__INCESA __UCIAL
__ITÉRIO __AMBOESA
__USTAÇÃO __EVER
__ESPO __UTA
__ESSA __EMOSA
__ESCER __UCIAL
__ESENTE __ISMA
__ANGO __OMESSA
__AVO __AÇÃO
__ITO __OJEÇÃO
__AÇA __ESCO
__IME __ÁGIL
__UZ __ÚSSIA
__INCIPAL __ANCISCO
__ANCÊS __ASE
__ECISO __OVER

Complete as palavras com \ F \ ou \ V \

__ÁCIL __INAL
BRA__O TRA__E
PA__IO CA__ONA
CER__EJA __INHO
__AZIO __IDRO
__ONTE CON__IAR
PER__EITO PRE__EITO
TRA__ESSA CHA__E
SO__Á SUA__E
__ELEIRO __IOLA
__ANTASIA __ESTA
__RUTA __INAGRE
A__ISO A__LITO
E__EITO IN__ERSO
BI__E __ONTADE
__INTE __RACO
__RIO __RASE
__ALENTE __ISTA
IN__ESTIMENTO PASSI__O
__LÁVIO __A__ELA
A__RONTAR GARRA__A
__RACO A__INAR
INCRÍ__EL OBSER__ADOR
__EITO A__IÃO
__ELICIDADE CA__ALO
__ÍRGULA A__ENTAL
A__ERIGUAR A__ASTAR
SERA__INA MO__IDA

Complete as palavras com \ C \ ou \ G \

A__ORA	A__OSTO
__AIXA	__AVETA
__ABELO	__OIABA
__ENTE	PIS__INA
VIA__EM	VA__INA
__IRAFA	PASSA__EM
NE__RO	PETE__A
__AMARÃO	__OZINHA
__ARRAFA	__UIDADO
__ASTELO	__OP__ABANA
__UIA	__UARANÁ
__AITA	ABRI__O
BE__O	__ELO
BIS__OITO	PÁ__INA
TRO__O	TRAN__A
FRA__O	MA__RELA
__ABEÇA	__AR__EM
MASS__EM	PES__OÇO
BA__UETE	__ONTA
A__OREENTADO	MAR__ARIDA
A__AMADO	__INTURA
LOU__URA	LA__O
ABRI__AR	A__ABADO
__RELHADO	A__ORA
PRATI__ADO	A__RADO
__URIOSIDADES	__AR__ALHADA
__RITAR	BRIN__ADEIRA
PORTU__UÊS	PREO__UPADO

- **Complete as palavras com \ U \ ou \ L **

PA__LO	VA__SA
MA__TE	SA__LO
CA__LE	SA__TA
PA__TA	LA__DO
FA__TA	PA__MA
CA__DA	FLA__TA
FA__NA	CA__VA
CA__TELA	BA__SA
BA__CÃO	CA__MA
TA__CO	SA__
TA__VEZ	SA__TO
SA__GADO	SA__SICHA
A__LA	A__TO
A__TURA	A__TIVO
A__FREDO	A__GUSTO
A__MOÇO	A__XÍLIO
A__TEZA	A__DÁCIA
A__GOZ	A__VORADA
CA__ÇA	A__BINO
PO__VO	JORNA__
A__GODÃO	ROXINO__
PA__MITO	MA__DADE
PU__GA	SE__VA
ASFA__TO	QUINTA__
A__FAIATE	A__TÓGRAFO
A__XILIAR	A__TORIA
BACALHA__	GA__PÃO
A__MENTAR	PINCE__

Completar as palavras com \ R \ ou \ S \

P__ATO	SU__TO
__AZÃO	P___EGO
MI__SA	AR__OZ
B__AÇO	SO__TE
AS__UNTO	MO__CA
CADEI__A	SOLTEI__O
PI___TA	BOL__A
CA__TÃO	CO__DÃO
G__ADE	MA__SA
MADEI__A	PA__ENTE
PA__TEL	P__OVA
C__ISE	CRI__E
B__INCO	MI__TÉRIO
MINIST__O	MONST__O
__ANGUE	CAN__ADO
FE__TA	FE__IADO
FA__INHA	GA__OTO
GINÁ__TICA	JOGADO__
__OSTO	PE__IGO
PA__TA	C__EME
__ACOLA	B__ANCO
P__IMO	MINI__TRO
TE__OURA	AS__IM
NO__TE	PAS__ADO
BI__COITO	FA__OFA
P__ETO	GE__TO
MI__TURA	CA__ETA

- **Coloque a letra que falta (A ou O)**

PAT__	PAT__
CARR__	CAR__
VAS__	VAC__
MOT__	MAT__
PORC__	PORC__
BOL__	BOL__
JOG__	JOG__
GORR__	GOT__
OLH__	OLH__
LIVR__	LETR__
COM__	COMID__
BEB__	BEBID__
SOC__	SOL__
BRUX__	MOD__
PLANT__	PÂNIC__
PALHAÇ__	MOVIMENT__
GLOB__	REVISÃ__
AUL__	AGOR__
CAMEL__	AGULH__
VERGONH__	HOR__
HORÁRI__	OIT__
LIXEIR__	PRÉMI__
BELEZ__	GARF__
AMAREL__	ROS__
RELÓGI__	UNH__
MANUEL__	ARMÁRI__
OV__	BATAT__

- **Coloque NO/NA e COM conforme convenha**

Eu me sento .... sofá.

Ele arruma as roupas .... armário.

Ele come .... um garfo.

Ela lava as mãos .... pia.

Ele planta uma árvore .... jardim.

Eu jogo .... meus amigos.

Eles brincam .... jardim.

Ela escreve .... uma caneta.

Ele coloca um prego .... parede.

Ela gosta de nadar .... piscina.

Ele está .... febre.

Ela entra .... o carro .... garagem.

Ela anda .... uma bengala .... rua.

Ele levou um ovo cozido .... lancheira.

Elas penduram a roupa .... varal .... pregadores.

Lave as mãos .... tanque pois a pia está .... problemas.

Junte os brinquedos .... cesta.

Guarde a louça .... armário .... cuidado para não quebrar.

- **Escrever palavras começadas por:**

L..

D..

H..

R..

TR..

IN..

DES..

TRANS...

- **Escrever palavras começadas com ..... e terminadas em A**

M..

P..

S..

FR..

BL..

V..

G..

- **Escrever palavras terminadas em mente**

....

....

....

....

....

■ **Completar as palavras com as letras indicadas**

1. S E ___ T ___	A X
2. C A ___ T O ___	R N
3. C ___ ___ S A	I O
4. A ___ I ___ O	G M
5. G ___ L ___ O	H A
6. B O ___ D ___	E N
7. G ___ ___ F ___	R A O
8. B A ___ ___ A C ___	R A R
9. V E ___ D ___ D ___	E A R
10. M I ___ T ___ R ___	A S U
11. B ___ A ___ C ___	N R O
12. V E ___ T I ___ ___	D S O
13. C O ___ T ___ ___ A	R S U
14. B ___ ___ N C ___	O R I
15. P R O ___ T ___	N O
16. C ___ R T ___ ___ A	E Z E
17. B ___ L ___ A	O H
18. B O ___ A ___ ___ A	H L C
19. C A ___ T ___ ___ O	E S L
20. C A ___ T E ___ ___ O	R N I
21. E ___ P A ___ ___ A ___	L C S I
22. O ___ G U ___ ___ O	H R L

ESTIMULAÇÃO DA LINGUAGEM E DA MEMÓRIA — TREINAMENTO PRÁTICO

- **Completar o nome dos objetos**

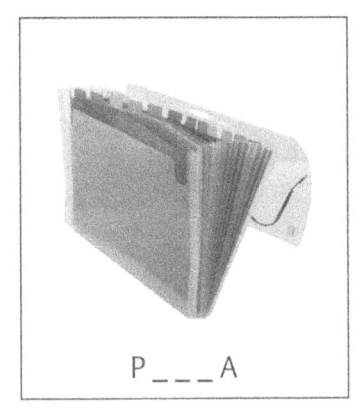

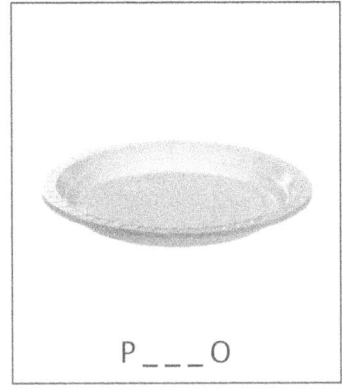

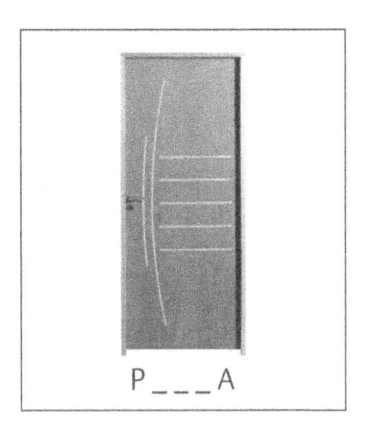

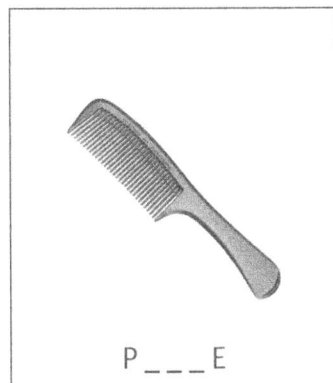

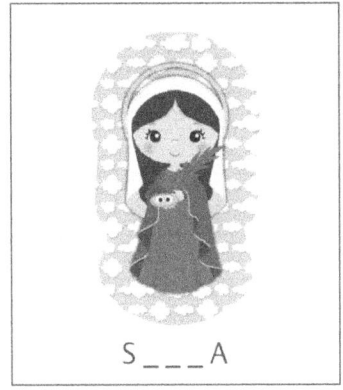

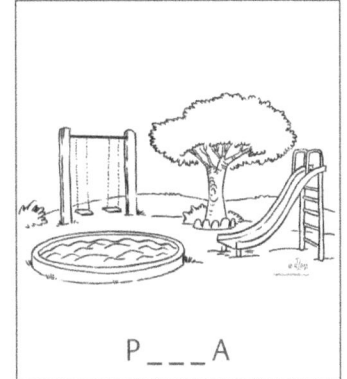

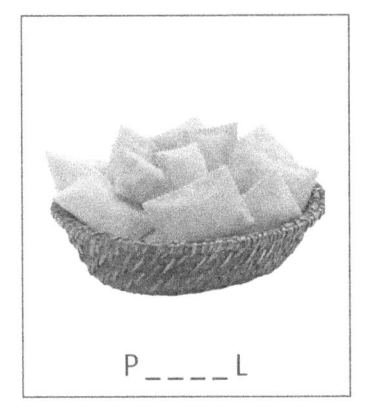

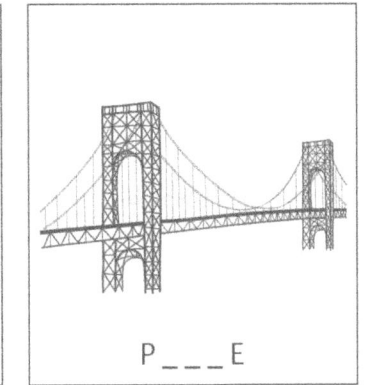

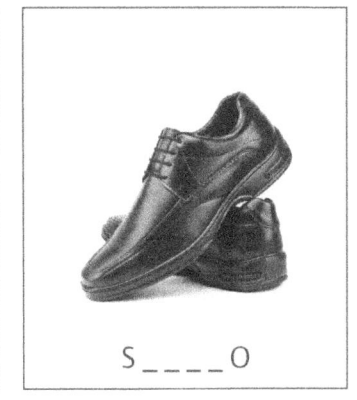

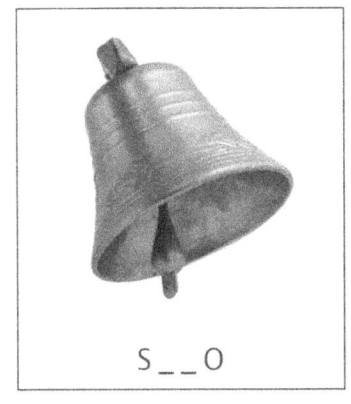

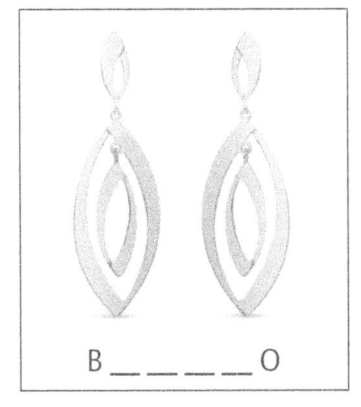

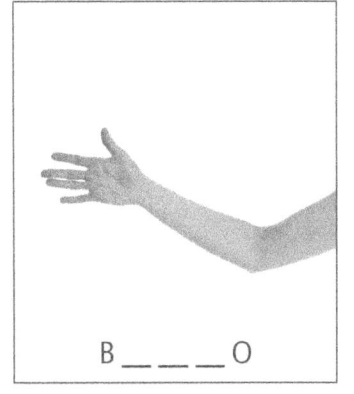

P _ _ _ A	P _ _ _ O	P _ _ _ A
P _ _ _ E	P _ _ _ E	P _ _ _ A
P _ _ _ _ L	S _ _ _ A	S _ _ _ _ O
S _ _ O	B _ _ _ _ _ O	B _ _ _ _ O

B____O	C____O	C____A
C____O	F____E	F____E
F___O	G____E	G____O
G____Á	P____A	P____E

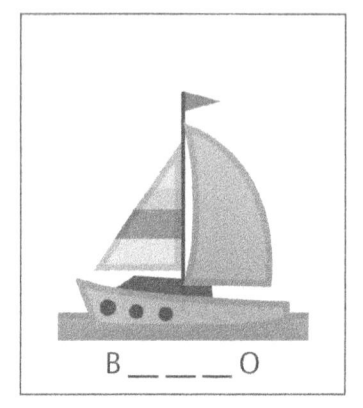

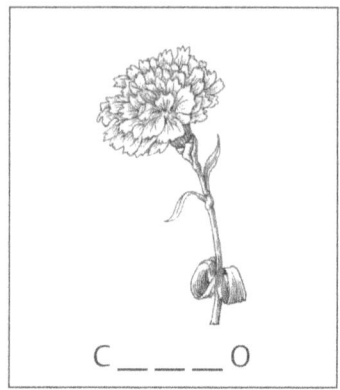

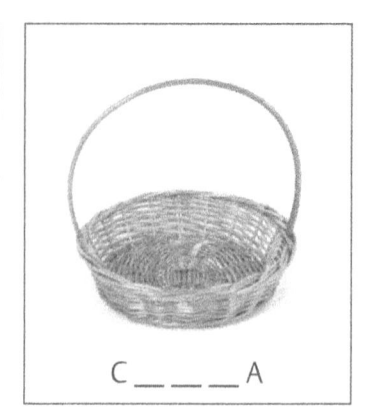

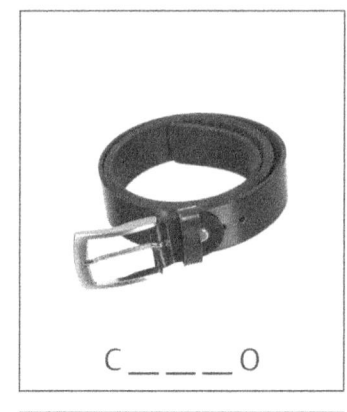

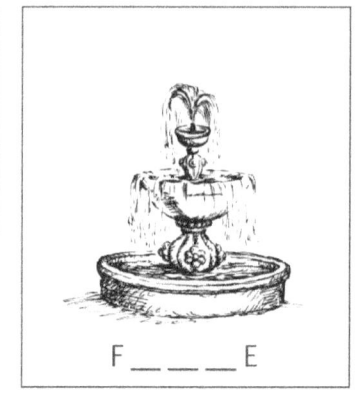

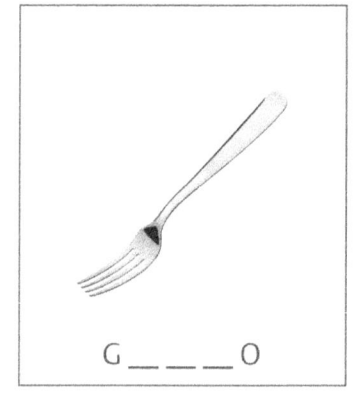

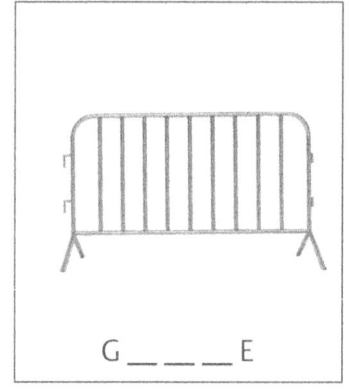

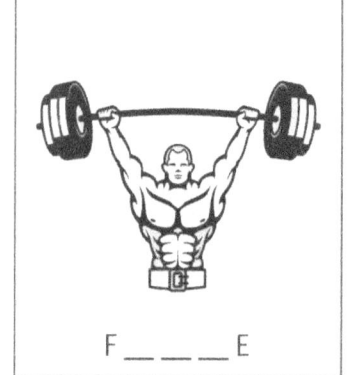

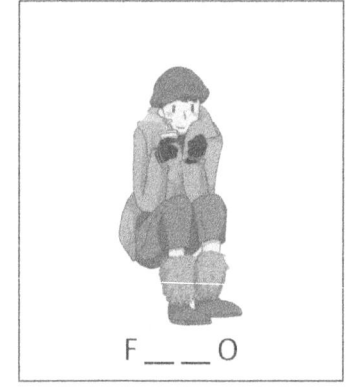

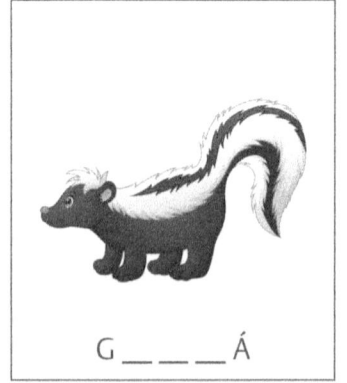

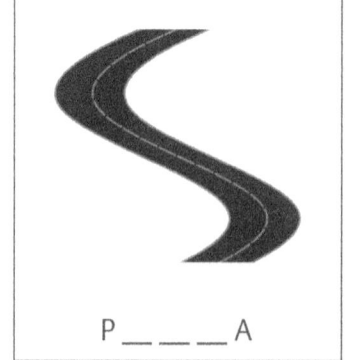

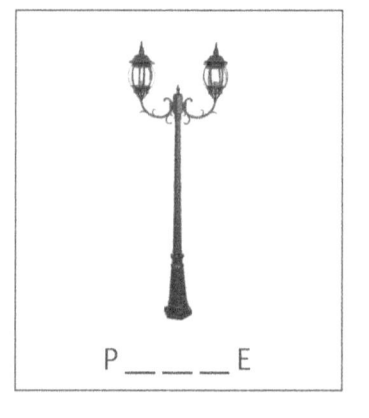

ESTIMULAÇÃO DA LINGUAGEM E DA MEMÓRIA – TREINAMENTO PRÁTICO 85

- **Tp enuncia as palavras a serem escritas e o paciente seleciona onde escrevê-las**

CARTA	SENHA	BRAÇO	CARTEIRA
SORTE	SEMENTE	ARCO	SOMBRIO
MANGA	MARTELO	MÃE	CONSTRUÇÃO

■ **Descubra as palavras e escreva-as nos quadrados**

1. O planeta em que vivemos:

☐☐☐☐☐

2. Legume usado para fazer salada de maionese:

☐☐☐☐☐☐

3. O contrário de subir:

☐☐☐☐☐☐

4. Da cor do ouro:

☐☐☐☐☐☐☐

5. O país em que vivemos:

☐☐☐☐☐☐

6. O mesmo que "luta":

☐☐☐☐☐

7. A cor da grama:

☐☐☐☐☐

8. O contrário de noite:

☐☐☐

9. Usada para escrever:

☐☐☐☐☐☐

10. O mesmo que pintar:

☐☐☐☐☐☐☐

11. Espaço onde estão as estrelas e o Sol:

☐☐☐

12. O mesmo que rápido:

☐☐☐☐☐☐☐

13. Dia em que se faz anos:

☐☐☐☐☐☐☐☐☐☐

14. Usamos para nos sentar:

☐☐☐☐☐☐

15. Ingrediente principal do omelete:

☐☐☐

16. Líquido que o corpo expele depois que fazermos exercícios:

☐☐☐☐

17. O plástico é feito de:

☐☐☐☐☐☐☐

- Faça frases com as gravuras abaixo

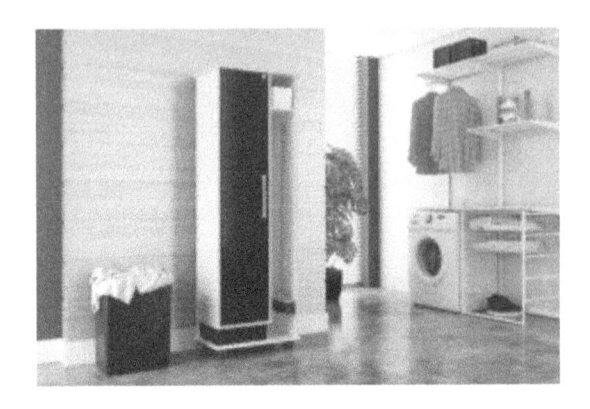

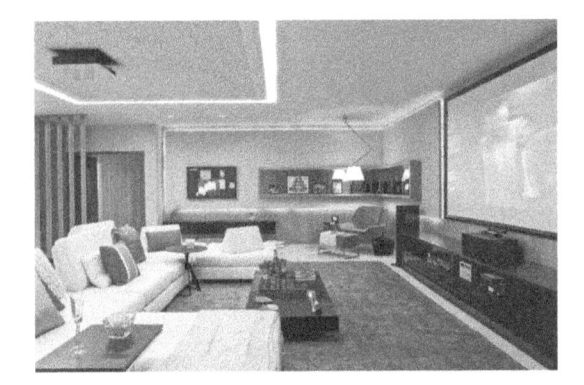

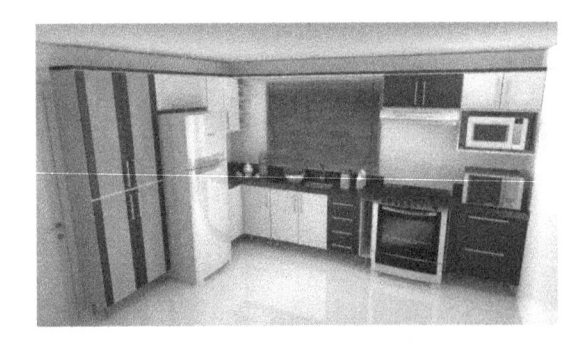

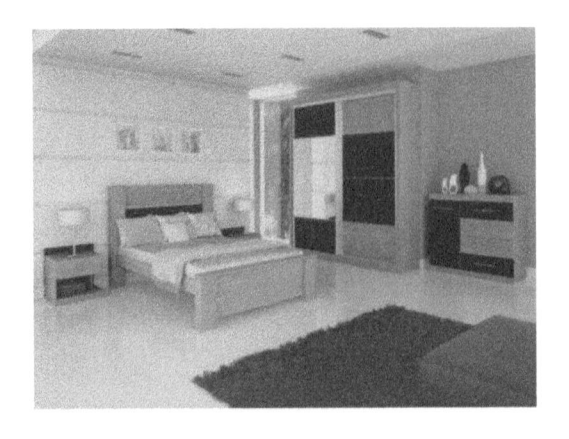

....

....

....

....

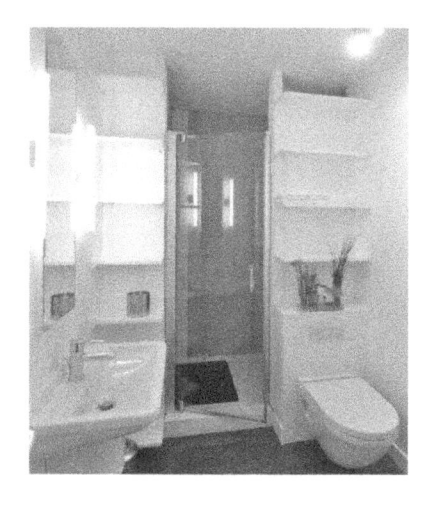

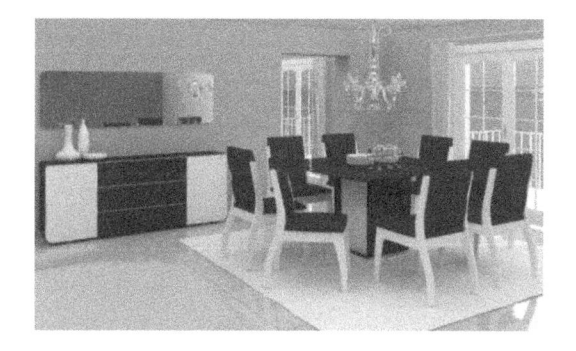

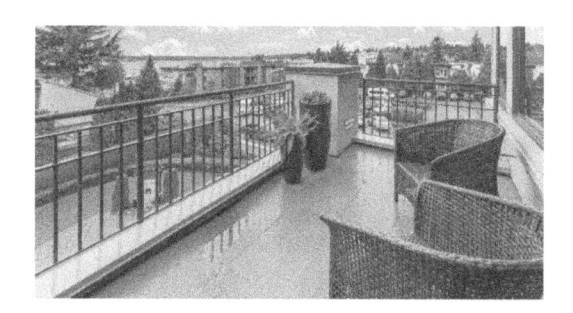

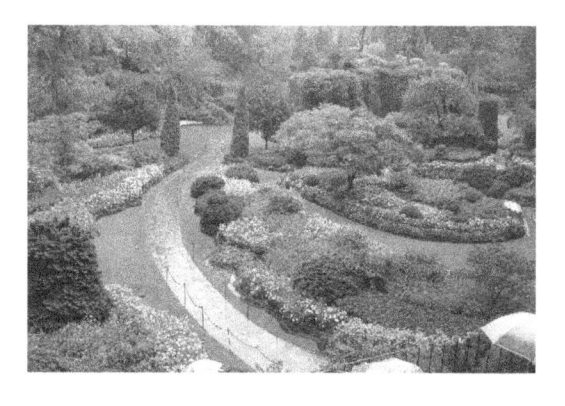

ESTIMULAÇÃO DA LINGUAGEM E DA MEMÓRIA – TREINAMENTO PRÁTICO **89**

....

....

....

....

ESTIMULAÇÃO DA LINGUAGEM ORAL

A Favor ou Contra

- Da lista abaixo faça sua escolha e justifique porque você é a favor ou contra

Pena de morte

Aborto

Alimentação saudável

Esporte e competições

Eutanásia

Interdição de símbolos religiosos

Vegetarianismo

Pegar carona

Proibição de álcool para menores de 18 anos

Adoção de menores por casais homossexuais

Lei Seca

Doação de órgãos

Liberação de drogas

Proibição de celulares nas escolas

Proibição de animais em condomínios

Liberação de animais nas praias

Prática de frescobol nas praias

Liberação da posse de armas

Ensino religioso nas escolas

Sinal sonoro em portões de garagem

Multa por excesso de barulho em condomínios após as 22:00 h

Síndico profissional

Blocos de carnaval

Radar eletrônico nas ruas

Carros de som nas ruas

Bolsa Família

Cadeirinha para crianças menores nos veículos

Vacinação obrigatória em situações de pandemia

Carteira de motorista para pessoas acima de 80 anos

Cotas universitárias

Médicos sem Fronteiras

Uber como transporte

Proibir idosos de sentar junto à porta de emergência nos aviões

Obrigatoriedade de ar condicionado nos transportes públicos

Prender pássaros em gaiolas

Oficinas de trabalho em presídio

Animais domésticos passeando em shoppings, com seus donos

Bares com mesas nas calçadas

Estacionar em fila dupla na frente de Escolas

Lugares famosos

- Você sabe o nome desses lugares famosos? O que você sabe sobre eles?

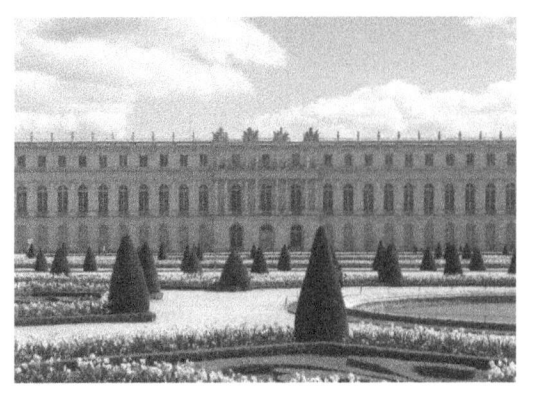

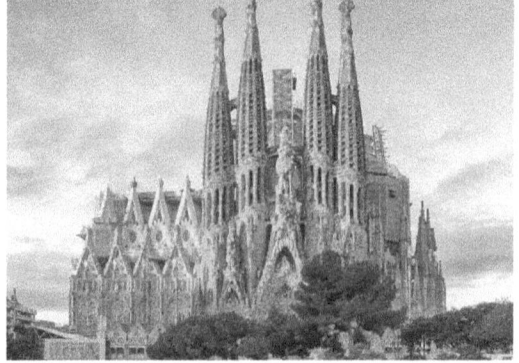

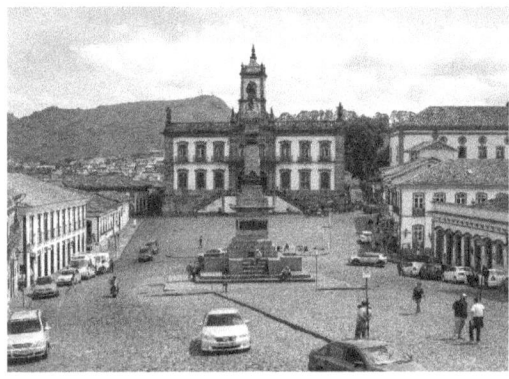

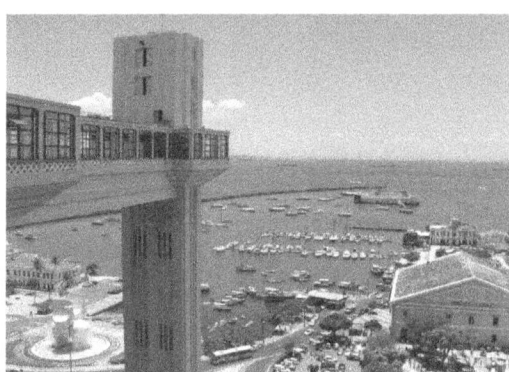

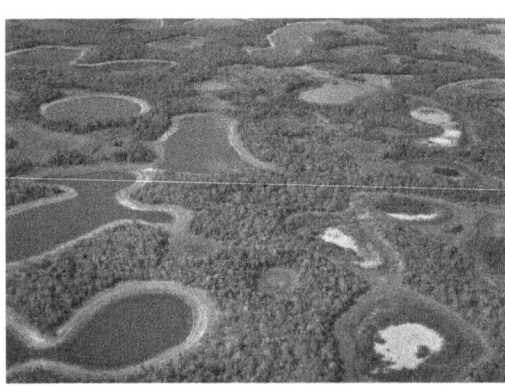

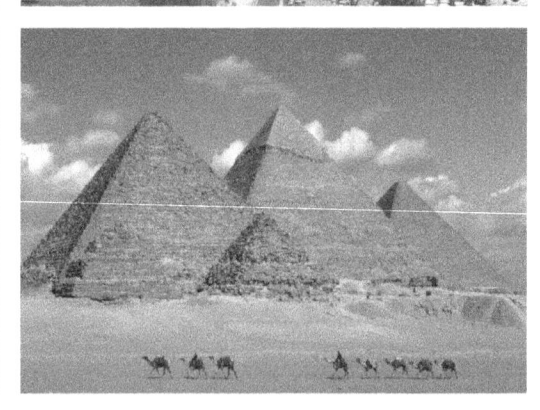

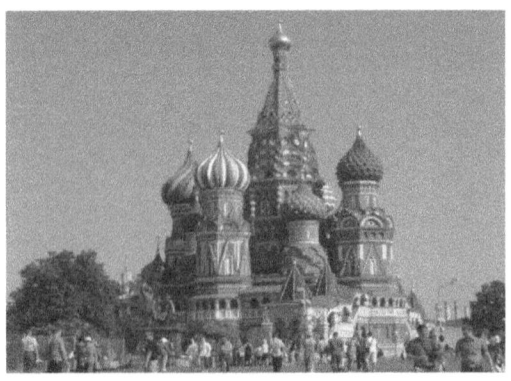

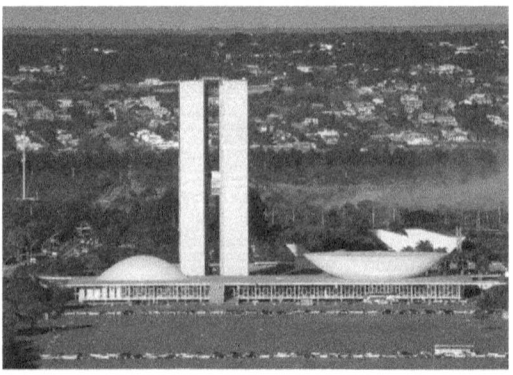

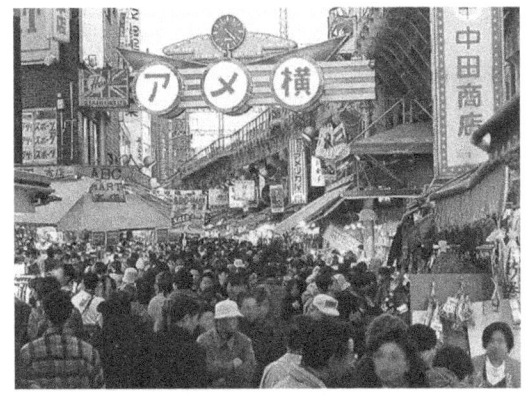

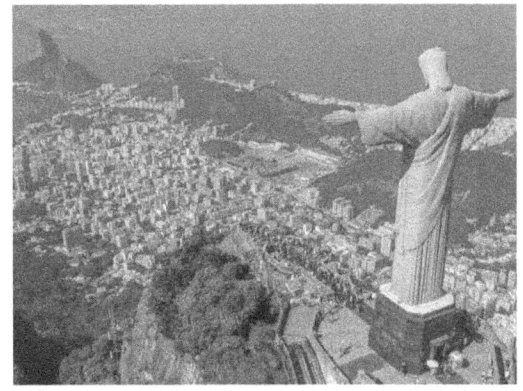

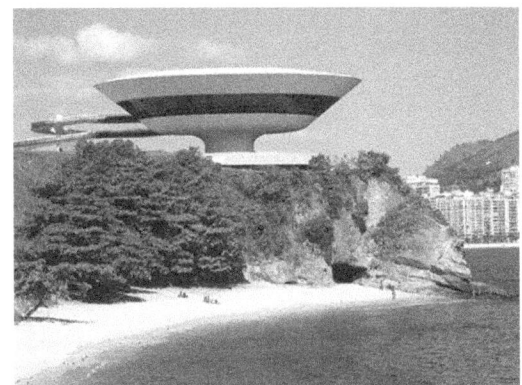

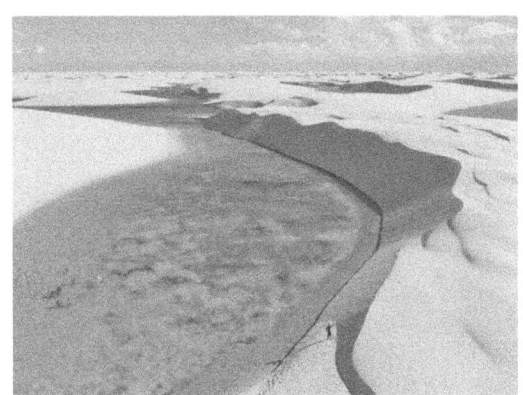

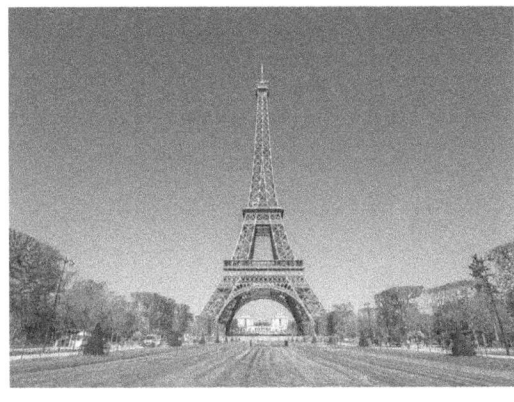

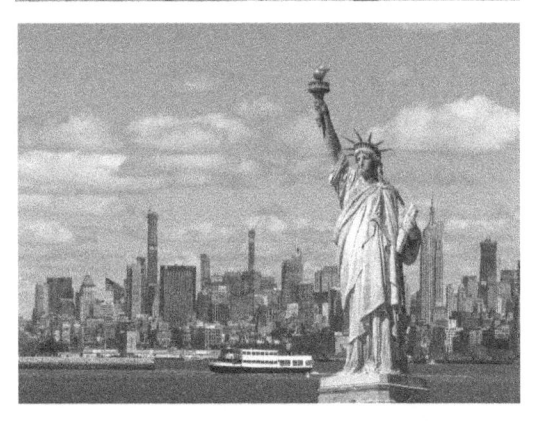

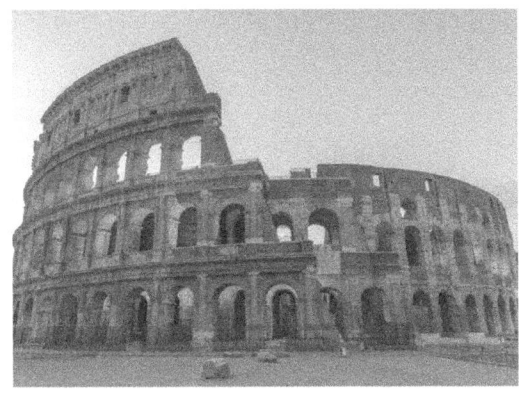

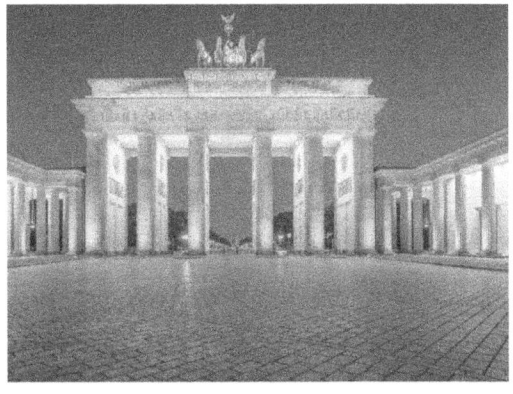

ESTIMULAÇÃO DA LINGUAGEM E DA MEMÓRIA — TREINAMENTO PRÁTICO

EVOCAÇÃO

Nomear um animal que se vê no zoológico.

Dê o nome do nosso Presidente.

Dê o nome de duas verduras.

Onde fica o Alasca?

Quantos centímetros tem um metro?

Geralmente qual a cor do céu?

Dê o nome de duas bebidas alcoólicas.

Onde guardamos nosso dinheiro?

De que cores podem ser os repolhos?

Onde fica a Colômbia?

Qual o nome da cria da vaca?

Que cor tem a grama?

Quantos meses tem o ano?

Qual a capital da Austrália?

De que cor é uma laranja?

Nomeie um jogador de tênis famoso.

Com o que se faz uma omelete?

Quantas patas tem um cavalo?

Qual o dia que vem depois de segunda-feira?

Qual é a véspera do dia primeiro de janeiro?

Dê o nome de uma marca de automóvel.

Que sorvete você prefere e qual o sabor?

Quantas patas tem um sapo?

Quantos dias tem um mês?

Dê o nome de duas aves.

Dê o nome de um futebolista famoso.

Quantos dias tem uma semana?

Dê o nome de duas ferramentas.

Quantas horas tem um dia?

Quantos minutos tem uma hora?

Quantos quilos tem numa tonelada?

Quantas folhas de papel tem numa resma?

Dê o nome de flores que você conhece?

Quais os feriados mais importantes do ano?

Dê o nome de passarinhos que você conheça.

Que produtos químicos você conhece?

Dê o nome de dois escritores brasileiros.

Dê o nome de dois escritores estrangeiros.

Dê o nome de pintores, atores e atrizes que você se lembre.

- **Evocação**

Que marcas de automóveis você conhece?

Quais as cores que você conhece?

Que profissões você conhece?

Que ferramentas você conhece?

Que moedas você conhece?

Que idiomas você conhece?

Que cidades você conhece no Brasil?

Que cidades você conhece no estrangeiro?

Que metais você conhece?

Que instrumentos musicais você conhece?

Que esportes você conhece?

Que frutas você conhece?

Que flores você conhece?

Que pedras você conhece?

■ Evocação

Frutas com caroço	Frutas sem caroço
Árvores frutíferas	Árvores que não dão frutos
Líquidos que se bebe	Líquidos que não se bebe
Materiais da pintura artística	Instrumentos musicais
Materiais da marcenaria	Materiais de costura

Evocação de Esportes

Que esportes aéreos você conhece?

Que esportes coletivos você conhece?

Que esportes aquáticos você conhece?

Que esportes de combate você conhece?

Que esportes mecanizados você conhece?

Que esportes de inverno você conhece?

Que outros esportes você conhece?

Evocação de Ferramentas

....

....

....

....

....

Evocação de Times de Futebol

....

....

....

....

....

....

Evocação de Utlidade

- **Para fazer o quê?**

Um lápis para ....

Uma tesoura para ....

Uma lupa para ....

Uma chave para ....

Um relógio para ....

Uma balança para ....

Um copo para ....

Um selo para ....

Uma cadeira para ....

Um cigarro para ....

Um armário para ....

Lã para ....

Uma cama para ....

Uma piscina para ....

Um trem para ....

Uma bicicleta para ....

Um pincel para ....

Um martelo para ....

Uma agulha para ....

Um guarda-chuva para v

Um elevador para ....

Um avião para ....

Um jornal para ....

Uma pia para ....

Um pano de chão para ....

Olhos para ....

Flores para ....

Um vestido para ....

Um ar condicionado para ....

Sal para ....

Um fuzil para ....

Um fósforo para ....

Uma vara de pescar para ....

Orelhas para ....

Uma vassoura para ....

Remédios para ....

Um pente para ....

Um barbeador para ....

Uma serra para ....

Um telefone para ....

Um abajur para ....

Um garfo para ....

Um barco para ....

Meias para ....

Um carro para ....

Um isqueiro para ....

Uma mangueira para ....

Um ventilador para ....

Um detergente para ....

Uma régua para ....

Grampos para ....

Cola para ....

Televisão para ....

Rádio para ....

Sapatos para ....

Roupas para ....

Frutas para ....

Brinquedos para ....

Pano de prato para ....

Mesa para ....

Livros para ....

Quadros para ....

Evocação de Verbos

- Quantos verbos você conhece que começam com as letras

A

....

....

....

E

....

....

....

I

....

....

....

O

....

....

....

U

....

....

....

CRIATIVIDADE

Praticando Sua Imaginação

- Imagine que você é um grande jogador de vôlei e responda às perguntas de um repórter sobre sua vida

1. Desde quando você pratica vôlei?
....

2. Por que você escolheu este esporte?
....

3. Onde você prefere jogar: na quadra ou na areia da praia?
....

4. Por quê?
....

5. Como você se prepara para uma competição?
....

6. Quais são seus planos para o futuro?
....

7. Que conselho você daria a quem pretende ser um grande esportista?
....

8. Quanto tempo de treinamento por dia?
....

9. Esse sempre foi seu sonho?
....

10. O que você ainda deseja conquistar?
....

■ **Imagine agora que você é um pianista e responda às perguntas:**

1. Com que idade você começou a estudar piano?

   ....

2. Quem foi seu professor(a)?

   ....

3. Quais os compositores que você prefere tocar?

   ....

4. Você já tocou a quatro mãos ?

   ....

5. Você só toca música clássica ou também toca música popular?

   ....

6. Você já participou de uma audição?

   ....

7. Você tem um piano vertical ou um piano de cauda?

   ....

8. Seu sonho é tocar com qual pianista?

   ....

9. Já tocou em um grande concerto?

   ....

10. Tem algum outro instrumento que você gosta de tocar?

    ....

Imaginando Situações

1. Se você pudesse modificar um aspecto de sua personalidade, qual seria? Por quê?
   ....

2. Se você tivesse a oportunidade de ver o futuro, aceitaria ou não? Por quê?
   ....

3. Se você pudesse escolher uma idade, para, a partir daí, não envelhecer mais, qual a idade que escolheria?
   ....

4. Se alguém lhe pagasse para viver seis meses em qualquer parte do mundo, que lugar escolheria para viver? Por quê?
   ....

5. Se pudesse ter vivido num outro período da História, em que época gostaria de ter vivido? Por quê?
   ....

6. Se você pudesse voltar ao passado, o que não faria novamente? Por quê?
   ....

7. Se você pudesse construir a casa dos seus sonhos, sem ter que se preocupar com dinheiro, onde e como a construiria?
   ....

8. Qual aspecto de sua personalidade você mais valoriza?
   ....

9. Você teria escolhido outra profissão, se tivesse tido a oportunidade?
   ....

10. Se você pudesse, mudaria alguma coisa no modo como criou seus filhos?
    ....

11. Hoje, para quem você daria o primeiro pedaço de seu bolo de aniversário?
    ....

INTERPRETAÇÃO DE TEXTO

- Texto I

Cão! Cão! Cão!

Abriu a porta e viu o amigo que há tanto não via. Estranhou apenas que ele, amigo, viesse acompanhado de um cão. O cão não muito grande, mas bastante forte, de raça indefinida, saltitante e com um ar alegremente agressivo. Abriu a porta e cumprimentou o amigo, com toda efusão. "Quanto tempo!" O cão aproveitou as saudações, se embarafustou casa adentro e logo o barulho na cozinha demonstrava que ele tinha quebrado alguma coisa.

O dono da casa encompridou um pouco as orelhas, o amigo visitante fez um ar de que a coisa não era com ele. "Ora, veja você, a última vez que nos vimos foi..." "Não, foi depois, na..." "E você, casou também?" O cão passou pela sala, o tempo passou pela conversa, o cão entrou pelo quarto e novo barulho de coisa quebrada. Houve um sorriso amarelo por parte do dono da casa, mas perfeita indiferença por parte do visitante. "Quem morreu definitivamente foi o tio... você se lembra dele?" "Lembro, ora, era o que mais... não?"

O cão saltou sobre um móvel, derrubou o abajur, logo trepou com as patas sujas no sofá (o tempo passando) e deixou lá as marcas digitais de sua animalidade. Os dois amigos, tensos, agora preferiam não tomar conhecimento do *dog*. E, por fim, o visitante se foi. Se despediu, efusivo como chegara, e se foi. Se foi.

Mas ainda ía indo, quando o dono da casa perguntou: "Não vai levar o seu cão?" "Cão? Cão? Cão? Ah, não! Não é meu, não. Quando eu entrei, ele entrou naturalmente comigo e eu pensei que fosse seu. Não é seu, não?"

Millôr Fernandes

- Responda:

1. Por que o dono da casa não se manifestou ao perceber que o cão tinha quebrado algo na cozinha?

....

2. Por que os amigos estavam tensos?

....

3. Por que o dono da casa deu um "sorriso amarelo"?

....

4. Quem era o dono do cão?

....

• Enumere os fatos na sequência correta:

( ) Um amigo foi visitar um antigo colega em sua casa.

( ) Os dois amigos continuaram a conversa sem tomar nenhuma providência com relação ao cão.

( ) Um cachorro entrou na casa junto com o visitante.

( ) O visitante afirmou que o cão não era dele.

( ) Os amigos cumprimentaram-se alegremente.

( ) Depois de algum tempo o visitante começou a se preparar para ir embora.

( ) O dono da casa perguntou se ele não iria levar o seu cão.

( ) Enquanto os amigos conversavam, o cachorro correu pela casa, derrubou coisas, quebrou outras.

■ TEXTO II

"Em um mundo marcado por conflitos em diferentes regiões, as operações de manutenção da paz das Nações Unidas são a expressão mais visível do compromisso solidário da comunidade internacional com a promoção da paz e da segurança.

Embora não estejam expressamente mencionadas na Carta da ONU, elas funcionam como instrumento para assegurar a presença dessa organização em áreas conflagradas, de modo a incentivar as partes em conflito a superar suas disputas por meio pacífico – razão pela qual não devem ser vistas como forma de intervenção armada."

Historicamente, o Brasil envia soldados para participar de operações de paz. Em 2004, foi criada pelo Conselho de Segurança da ONU a Missão das Nações Unidas para estabilização do Haiti.

• De acordo com o texto, essa missão foi criada para:

a) Restabelecer a segurança e a normalidade institucional do Haiti após sucessivos episódios de turbulência política e de violência.

b) Combater grupos revolucionários que pretendiam tomar o poder.

c) Combater o narcotráfico que, a partir do Haiti, distribuía drogas para todos os países da América Latina.

- **TEXTO III**

    O labirinto dos manuais

    Há alguns meses troquei meu celular. Um modelo lindo, pequeno, prático. Segundo a vendedora, era capaz de tudo e mais um pouco. Fotografava, fazia vídeos, recebia *e-mails* e até servia para telefonar. Abri o manual, entusiasmado. "Agora eu aprendo", decidi, folheando as 49 páginas. Já na primeira, tentei executar as funções. Duas horas depois, eu estava prestes a roer o aparelho. O manual tentava prever todas as possibilidades. Virou um labirinto de instruções!

    Na semana seguinte tentei baixar o som da campainha. Só aumentava. Buscava o *vibracall*, não achava. Era só alguém me chamar e todo mundo em torno saía correndo, pensando que era o alarme de incêndio! Quem me salvou foi um motorista de táxi.

    — Manual só confunde – disse didaticamente. – Dá uma de curioso.

    Insisti e finalmente descobri que estava no *vibracall* há meses! O único problema é que agora não consigo botar a campainha de volta!

    Atualmente, estou de computador novo. Fiz o que toda pessoa minuciosa faria. Comprei um livro. Na capa, a promessa: "Rápido e fácil" – um guia prático, simples e colorido! Resolvi: "Vou seguir cada instrução, página por página. Do que adianta ter um supercomputador se não sei usá-lo"? Quando cheguei à página 20, minha cabeça latejava. O livro tem 342! Cada vez que olho dá vontade de chorar! Não seria melhor gastar o tempo relendo "Guerra e Paz"?

    Tudo foi criado para simplificar, mas até o microondas ficou difícil. A não ser que eu queira fazer pipoca, que possui sua tecla própria. Mas não posso me alimentar só de pipoca! Ainda se emagrecesse... E o fax com secretária eletrônica? O anterior era simples. Eu apertava um botão e apagava as mensagens. O atual exige que eu toque em um, depois em outro para confirmar, e de novo no primeiro! Outro dia, a luzinha estava piscando. Tentei ouvir a mensagem. A secretária disparou todas as mensagens, desde o início do ano!

    Eu sei que para a garotada que está aí tudo parece muito simples. Mas o mundo é para todos, não é? Talvez alguém dê aulas para entender manuais! Ou o jeito seria aprender só aquilo de que tenho realmente necessidade, e não usar todas as funções. É o que a maioria das pessoas acaba fazendo!

    (Walcyr Carrasco, Veja SP, 19.09.2007. Adaptado)

• Pelos comentários feitos pelo narrador, pode-se concluir que:

a) Leitura de obras-primas da literatura é atividade mais produtiva do que utilizar celulares e computadores.

b) Os manuais, cujas instruções os usuários não conseguem compreender e pôr em prática, são improdutivos.

c) O manual sobre computadores cumpria a promessa de informar com clareza todo o procedimento necessário para a instalação do computador.

d) Os jovens deveriam ensinar os mais velhos a entender tais manuais.

▪ TEXTO IV

Adolescentes: mais altos, gordos e preguiçosos.

A oferta de produtos industrializados e a falta de tempo têm sua parcela de responsabilidade no aumento da silhueta dos jovens. "Os nossos hábitos alimentares, de modo geral, mudaram muito", observa Vivian Ellinger, presidente da Sociedade Brasileira de Endocrinologia e Metabologia do Rio de Janeiro. Pesquisas mostram que aqui no Brasil estamos exagerando no sal e no açúcar, além de tomar pouco leite e comer menos frutas e feijão.

Outro pecado surge como marca da nova geração: a preguiça. Você provavelmente já sabe quais são as consequências de uma rotina sedentária e repleta de "*fast-food*".

"E não é novidade que os obesos têm uma sobrevida menor", acredita Claudia Cozer, endocrinologista da Associação Brasileira para o Estudo da Obesidade e da Síndrome Metabólica. Mas, se há cinco anos os estudos projetavam um futuro sombrio para os jovens, no cenário atual as doenças que viriam na velhice já são parte da rotina deles. "Os adolescentes já estão sofrendo com hipertensão e diabete", exemplifica Claudia.

Desgualdo, P. Revista Saúde. (adaptado)

• Sobre a relação entre os hábitos da população adolescente e as suas condições de saúde, as informações apresentadas no texto indicam que:

a) Um maior consumo de alimentos ricos em proteínas e gorduras contribuíram para o aumento da obesidade entre os adolescentes.

b) A maior participação dos alimentos industrializados e gordurosos na dieta da população adolescente tem tornado escasso o consumo de sais e açúcares, o que prejudica o equilíbrio metabólico.

c) A ocorrência de casos de hipertensão e diabetes entre os adolescentes advém das condições de alimentação, enquanto na população adulta os fatores hereditários são preponderantes.

d) A falta de atividade física somada a uma alimentação desequilibrada constituem fatores relacionados com o aparecimento de doenças crônicas entre os adolescentes.

LEITURA

Expressões

- **Expressões curiosas da Língua Portuguesa**

DAR COM OS BURROS N'ÁGUA

A expressão surgiu no período do Brasil colonial, onde os tropeiros precisavam ir da região Sul à Sudeste sobre burros e mulas para escoar a produção de ouro, cacau e café. O fato era que muitas vezes esses burros, devido à falta de estradas adequadas, passavam por caminhos muito difíceis e regiões alagadas, onde os burros morriam afogados. Daí em diante o termo passou a ser usado para se referir a alguém que faz um grande esforço para conseguir algo e não consegue ter sucesso.

MOTORISTA BARBEIRO

No século XIX os barbeiros faziam não somente os serviços de corte de cabelo e barba, mas também extraíam dentes, cortavam calos etc. Por não serem profissionais, seus serviços malfeitos geravam marcas. A partir daí, desde o século XV, todo serviço malfeito era atribuído ao barbeiro. A associação de "motorista barbeiro" a um mau motorista é tipicamente brasileira.

OK

A expressão inglesa OK, que é mundialmente conhecida para significar algo que está bem, teve sua origem na Guerra da Secessão, nos EUA. Durante a guerra, quando os soldados voltavam para as bases sem nenhuma morte entre a tropa, escreviam numa placa "O killed" (nenhum morto), expressando sua grande satisfação. Daí surgiu o termo OK.

AMIGO DA ONÇA

A expressão "amigo da onça" tem origem em uma velha anedota, famosa nos anos 40, mais ou menos assim:
"Dois caçadores estão conversando:
– O que você faria se estivesse na selva e aparecesse uma onça na sua frente?
– Dava um tiro nela.
– E se você não tivesse uma arma de fogo?
– Furava ela com minha peixeira.
– E se você não tivesse uma peixeira?
– Pegava qualquer coisa, como um grosso pedaço de pau, para me defender.
– E se não encontrasse um pedaço de pau?
– Subia numa árvore.

– E se não tivesse nenhuma árvore por perto?
– Saía correndo.
– E se suas pernas ficassem paralisadas de medo?
Nisso, o outro perdeu a paciência e explodiu:
– Peraí! Você é meu amigo ou amigo da onça?"

BODE EXPIATÓRIO

Essa expressão tem origem religiosa. Nas cerimônias hebraicas do Yom Kippur, o Dia da Expiação que acontecia na época do Templo de Jerusalém, um pobre animal era escolhido para ser apartado do rebanho e deixado ao relento na natureza selvagem como sacrifício, levando consigo todos os pecados da comunidade para serem expiados.

Hoje em dia a expressão perdeu sua carga religiosa, e é usada para descrever aquela pessoa que é escolhida, muitas vezes injustamente, para levar toda a culpa em situações em que as coisas não deram muito certo.

BICHO DE SETE CABEÇAS

A origem dessa expressão está na mitologia grega, mais precisamente na história da Hidra de Lerna. A lenda diz que a Hidra era um monstro de sete cabeças que, ao serem cortadas, renasciam. Dessa forma, matar esse animal seria uma tarefa muito difícil, e daí a associação.

OLHA O PASSARINHO

Essa expressão vem do século XIX quando a fotografia foi inventada. Nessa época a tecnologia das câmeras fotográficas ainda engatinhava e a impressão da imagem no filme era bem lenta. As pessoas que iam ser fotografadas tinham que ficar por até 15 minutos até que a imagem fosse impressa na máquina. Se isso era desagradável para os adultos, para as crianças era particularmente difícil. Foi então que se teve a ideia de pendurar uma gaiola de passarinho atrás dos fotógrafos, para que o bichinho chamasse a atenção dos pequenos e eles ficassem imóveis. A expressão então ficou bastante conhecida e até hoje usada na fotografia.

VIRAR A CASACA

Embora esteja consagrada no vocabulário esportivo, esta expressão é muito antiga, anterior à existência do futebol. É no campo da política que está sua origem, como comentário mordaz sobre aquela versatilidade oportunista que leva algumas pessoas a mudar de convicção ao sabor das conveniências.

Leitura de Palavras com Ditongos e Tritongos

■ AU e AL

PAULO
MALTE
CAULE
PAUTA
FALTA
CAUDA
FAUNA
MAU
PALMA
CAUTELA
BALCÃO
BALSA
TALCO
TALVEZ
SALGADO
SALVA
SALSICHA
AULA
ALTURA
ALFREDO
ALMOÇO
MALVA
ALTEZA
ALGOZ
CALÇA

CALDA
PAULO
SALTA
LAUDA
LAUTA
FLAUTA
MAL
CALVA
MALTÊS
VALSA
CALMA
SAL
SAULO
SALTO
SALMO
ALTO
ALTIVO
AUGUSTO
AUXÍLIO
AUSTERO
AUDÁCIA
ALVORADA
ALBINO

EU e EL

EU	EUCALIPTO
EUCARISTIA	EUFEMISMO
EUFORIA	EURO
EUROPEU	BELDADE
CÉU	CELTA
DELTA	DEUS
DEU	FEUDO
FELTRO	DELFIM
FELPUDO	GEL
LEUCÓCITO	LÉU
MEU	MEL
ANEL	NELSON
REUNIÃO	NELMA
SEU	TEU
SELVAGEM	SELVA
SELMA	TELMA
ATEU	VÉU
VELCRO	RÉU
RELVA	NEURO

■ OU e OL

BOLSA	BOLSO
DOUTOR	FOLGA
FOLGADO	GOL
GOLPE	GOUVEIA
LOUCO	POUCO
ROUCO	LOUVA
LOUÇA	MOURO
POLVO	SOL
SOLTEIRO	SOLDADO
SOLTA	TOUPEIRA
VOLTA	VOLTAGEM

■ AIA

MAIA	SAIA
CAIA	GAIA
LAIA	BAIA
RAIA	VAIA

■ AIO

MAIO	CAIO
SAIO	BAIO
PAIO	RAIO

Posições de Futebol

■ Melhores jogadores brasileiros em suas posições

Goleiro – **Taffarel**: Presente em três Copas do Mundo (1990, 1994, 1998) e vencendo uma em 1994, Cláudio Taffarel fez história defendendo o gol brasileiro, especialmente nos pênaltis contra a Itália na final em 1994 e na semifinal nos pênaltis contra a Holanda, em 1998.

Lateral Direito – **Carlos Alberto Torres**: Capitão brasileiro em 1970, Carlos Alberto Torres marcou um dos gols mais bonitos da história da seleção brasileira. Técnico e habilidoso, o lateral também foi famoso pela sua forte personalidade e espírito de liderança.

Zagueiro Central – **Lúcio**: Também presente em três Copas do Mundo (2002, 2006, 2010), além de ter vencido o título em 2002, Lúcio foi popular pela sua atitude incansável no campo ajudando seus clubes e a seleção brasileira.

Quarto Zagueiro – **Bellini**: Capitão brasileiro na Copa do Mundo de 1958, Hilderaldo Luíz Bellini, mais conhecido como Bellini, foi o primeiro jogador a fazer o gesto de levantar a troféu da Copa do Mundo. Ele também tem uma estátua em uma das entradas do Estádio do Maracanã.

Volante – **Falcão**: Também conhecido como o Rei de Roma, Paulo Roberto Falcão foi um volante clássico que defendia e era habilidoso ao mesmo tempo. Membro do fabuloso time de 1982, ele nunca ganhou uma Copa do Mundo, mas foi parte de uma das melhores seleções brasileiras da história.

Lateral Esquerdo – **Roberto Carlos**: Muito popular por causa de seus chutes, as faltas de Roberto Carlos foram temidas por muitos goleiros e zagueiros por muito tempo. Presente em três Copas do Mundo (1998, 2002, 2006) e vencedor em 2002, ele fez história com a seleção e é sempre lembrado quando as pessoas começam a falar sobre futebol.

Ponta direita – **Garrincha**: Manuel Francisco dos Santos, antes de Pelé, foi o jogador mais popular do Brasil, sendo considerado por muitos como o rei do drible. Do Rio de Janeiro, ele jogou no clube chamado Botafogo, vencendo duas Copas do Mundo (1958 e 1962). Garrincha contribuiu muito para o futebol.

Meia defensivo/Segundo volante – **Dunga**: Ele é um dos populares volantes na história. Especialmente por ser o capitão brasileiro no título da Copa do Mundo em 1994, depois de 24 anos sem títulos mundiais, dono de um grande espírito de liderança, ele foi realmente respeitado pelos seus colegas de time.

Centroavante – **Pelé, Ronaldo, Romário**: Três dos melhores jogadores de todos os tempos. Pelé não precisa de apresentações. Eleito o atleta do século, mais de 1000 gols e três títulos de Copa do Mundo (1958, 1962, 1970), ele, definitivamente, é a face do futebol brasileiro. Romário e Ronaldo, ambos nascidos no Rio de Janeiro, também têm sua história no mundo e na seleção brasileira. Vencedores da Copa do Mundo (Romário 1994 e Ronaldo em 2002), eles representam o que o Brasil pode oferecer de melhor quando se fala em ótimos jogadores.

Meia armador – **Ronaldinho**: Um dos mais (ou o mais) habilidosos jogadores brasileiros de todos os tempos, suas habilidades lhe deram o apelido de bruxo, porque, para muitas pessoas, ele faz mágica com seus pés. Vencedor da Copa do Mundo em 2002, Ronaldinho escreveu sua página na história dos melhores jogadores brasileiros.

Ponta esquerda – **Rivelino**: Também membro da seleção brasileira de 1970, Roberto Rivelino tinha uma técnica incrível, podia atacar e controlar a bola facilmente. Junto com Pelé e Carlos Alberto Torres, ele venceu a Copa do Mundo de 1970 e também tem seu nome na história.

MEMÓRIA

Memória de Trabalho

- Tp diz alguns números e o paciente deve repetir ao contrário

8	4		
5	1		
7	3		
4	9		
6	2		
1	8		
5	1	3	
4	8	7	
3	2	8	
6	3	1	
1	8	5	
7	2	0	
9	1	5	
6	2	8	
9	5	4	1
5	8	3	4
1	7	5	3
4	9	3	2
8	5	2	1

Tp diz algumas palavras e...

- O paciente deve soletrá-las.
- Tp soletra e opaciente identifica a palavra.
- Depois, o paciente deve dizer as letras de cada palavra, de trás para frente:

MEL	TUA
CÉU	PAI
PIA	VÉU
BALA	COLA
FACA	BICO
SETA	LOTE
SELO	MALA
SINAL	PISTA
COLAR	CINTO
BOLSO	CERTO
PORTA	PONTE
TINTA	TAMPA
PORTAL	BANANA
CABEÇA	CONTRA
CEBOLA	VIOLÃO
GRANDE	PRÊMIO

Memória Declarativa

- **Memória Declarativa**

Quando você pensa no verão do que se lembra?

Quando você pensa no inverno do que se lembra?

Quando você pensa na sua infância do que se lembra?

Quando pensa em viagens das quais você lembra?

- **Memória Declarativa**

1. O que uma vassoura te lembra?
2. O que uma agulha te lembra?
3. O que panelas te lembram?
4. O que botões te lembram?
5. O que um liquidificador te lembra?
6. O que um lençol te lembra?
7. O que um rodo te lembra?
8. O que uma gravata te lembra?
9. O que uma tesoura te lembra?
10. O que um biquíni te lembra?
11. O que um barco te lembra?
12. O que um buquê de rosas te lembra?
13. O que uma caneta te lembra?
14. O que um teatro te lembra?
15. O que um filme te lembra?
16. O que um sorvete te lembra?
17. O que uma fantasia te lembra?

Memorização de Leitura

Então chegou o século 20, e com ele a era de ouro da ficção científica. Esnobada pelos literatos, ela era consumida vorazmente em revistas de baixo custo publicadas nos anos 1930 a 1950. Foi nelas que Isaac Asimov começou a construir sua reputação. Apaixonado pela noção dos robôs, esse americano nascido na Rússia criou, em 1942, as famosas Três Leis da Robótica: 1* lei – um robô não pode ferir um ser humano ou, por inação, permitir que um ser humano sofra algum mal; 2* lei – um robô deve obedecer às ordens que lhe sejam dadas por seres humanos, exceto nos casos em que tais ordens entrem em conflito com a primeira lei; 3* lei – um robô deve proteger sua própria existência desde que tal proteção não entre em conflito com a primeira e a segunda lei.

Com esse conjuntinho de regras, Asimov simplesmente inaugurou a discussão da ética aplicada à inteligência artificial – um tema que se torna cada dia mais relevante.

A própria ascensão da vida virtual também nasce na ficção científica. É com o primeiro livro de William Gibson, Neuromancer (1984), que surge a palavra ciberespaço.

Arthur Clarke discutiu os perigos da inteligência artificial no clássico *2001: Uma Odisséia no Espaço,* tornado filme em 1968, numa parceria com Stanley Kubrick.

A ficção científica, enfim, realiza a proeza de refletir as preocupações da época em que é escrita, e, ao mesmo tempo, antecipa situações e possibilidades do futuro – situações que, com frequência, se transformam em realidade.

Completar as lacunas

Então chegou o século 20, e com ele a era de .... da ficção científica. Esnobada pelos literatos, ela era .... vorazmente em revistas de baixo custo .... nos anos 1930 a 1950. Foi nelas que Isaac Asimov começou a construir sua reputação. Apaixonado pela noção dos ..... esse americano nascido na Rússia criou, em 1942, as famosas Três Leis da Robótica: 1* lei – um robô não pode .... um ser humano ou, por inação, permitir que um ser humano .... algum mal; 2* lei – um robô deve obedecer às ordens que lhe sejam dadas por seres humanos,....................nos casos em que tais ordens entrem em conflito com a primeira lei; 3* lei – um robô deve .... sua própria existência desde que tal proteção não entre em .... com a primeira e a segunda leis.

Com esse conjuntinho de regras, Asimov simplesmente inaugurou a .... da ética aplicada à inteligência artificial – um tema que se torna cada dia mais relevante.

A própria ascensão da vida .... também nasce na ficção cientifica. É com o primeiro livro de William Gibson, Neuromancer (1984), que surge a palavra ciberespaço.

Arthur Clarke discutiu os perigos da .... artificial no clássico *2001: Uma Odisséia no Espaço,* tornado filme em 1968, numa parceria com Stanley Kubrick.

A ficção científica, enfim, realiza a proeza de .... as preocupações da época em que é escrita, e, ao mesmo tempo, antecipa situações e possibilidades do .... – situações que, com frequência, se transformam em ....

Memória Imediata

- **I - Tp diz uma frase e o cliente deve repetir a última palavra da frase**

1. O quarto é bastante **claro.**

2. Prefiro o **inverno.**

3. Feche a **porta.**

4. O dia está **nublado.**

5. Quantos anos você **tem?**

6. Preciso comprar **batata.**

7. Sábado é meu **aniversário.**

8. Esta rua é muito **tranquila.**

9. Gosto muito de praticar **esportes.**

10. Amanhã vou ao **museu.**

11. Nesta rua tem um **bosque.**

12. Vou chamar um **bombeiro.**

13. Esta casa foi **reformada.**

14. Precisamos comprar as **passagens.**

15. A fila está **enorme.**

16. Coloque seu **casaco!**

17. Estes óculos são muito **leves.**

18. O Banco já **fechou.**

19. Hoje é noite de lua **cheia.**

20. Vou chamar um **taxi.**

■ **II – Tp diz duas frases e o cliente deve repetir as últimas palavras de cada frase dita**

1. Prefiro vinho **branco.**
   Vou embarcar **amanhã.**

2. O jornal ainda não **chegou.**
   Vou fechar as cortinas da **sala.**

3. O casamento vai ser na **igreja.**
   Espero que não **chova.**

4. Ele se formou no ano **passado.**
   Sempre abasteço meu carro neste **posto.**

5. Primeiro misture o açúcar com a **manteiga.**
   Separei umas roupas para **você.**

6. Preciso levar meu carro à **oficina.**
   O trânsito hoje está bem **pesado.**

7. Adoro pastel de **feira.**
   Este vestido está **perfeito.**

8. Quem gosta de filmes de **terror?**
   O mar está perigoso **hoje.**

9. Quero aprender a **costurar.**
   O tecido é de **algodão.**

10. Preciso de cinco **metros.**
    A música faz bem para minha **alma.**

11. Seu relógio está **adiantado.**
    Suas compras **chegaram.**

12. Esta comida está **estragada.**
    A cidade está cheia de **motoqueiros.**

13. Marque o texto com caneta **vermelha.**
    A que horas chega o **Correio?**

14. Sábado é dia de andar de **bicicleta.**
    Este sapato não é muito **confortável.**

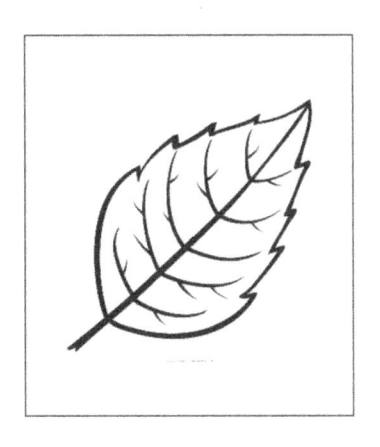

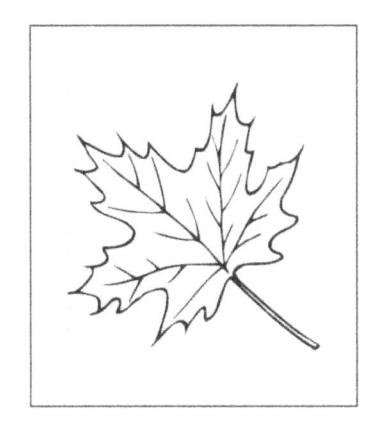

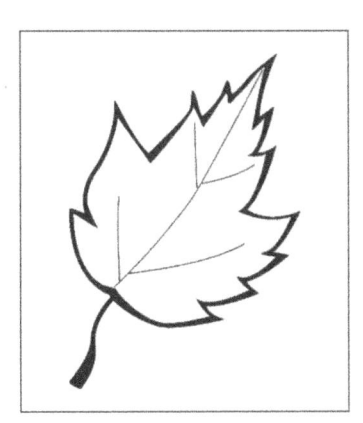

Memória Visual

- Olhe bem essas folhas e tente memorizá-las para encontrá-las na outra página

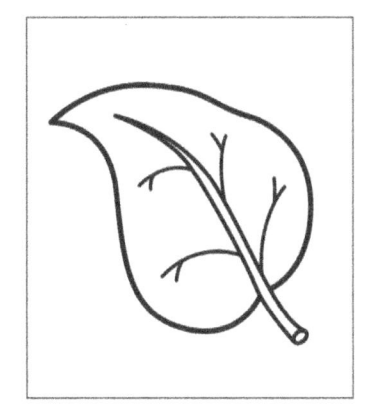

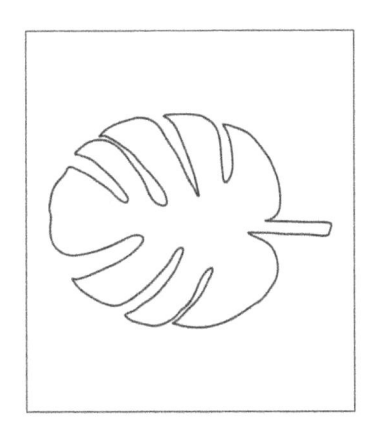

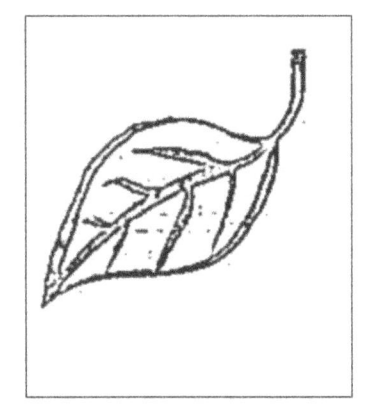

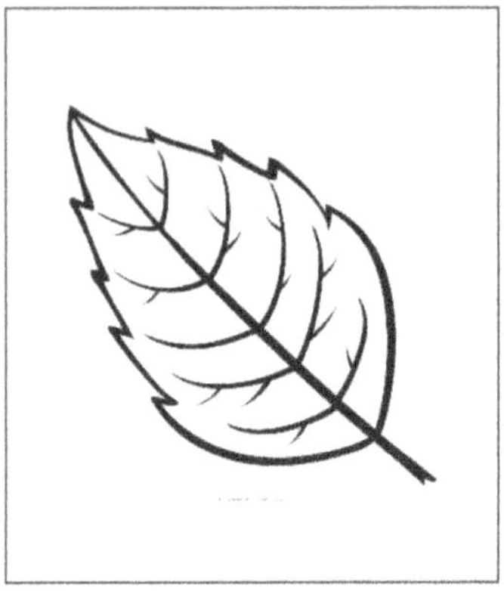
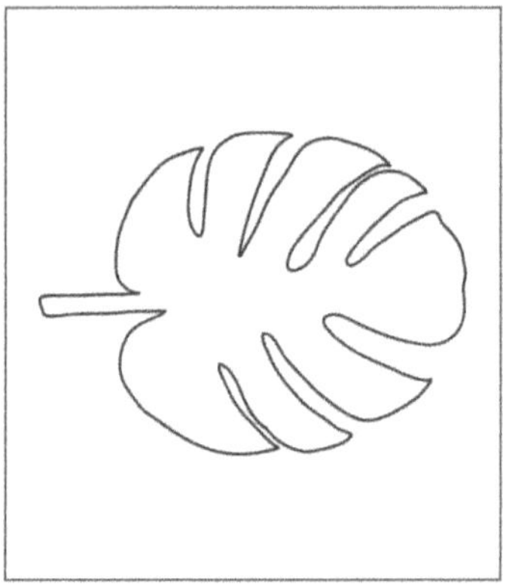
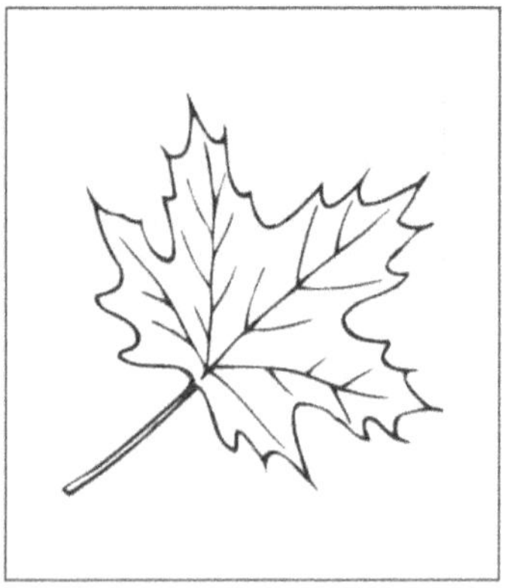
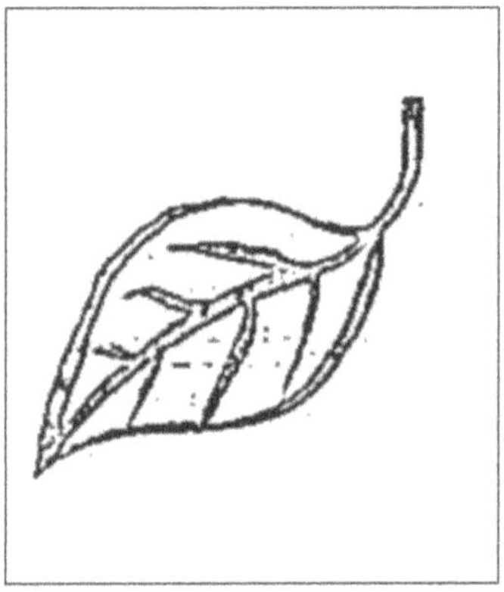
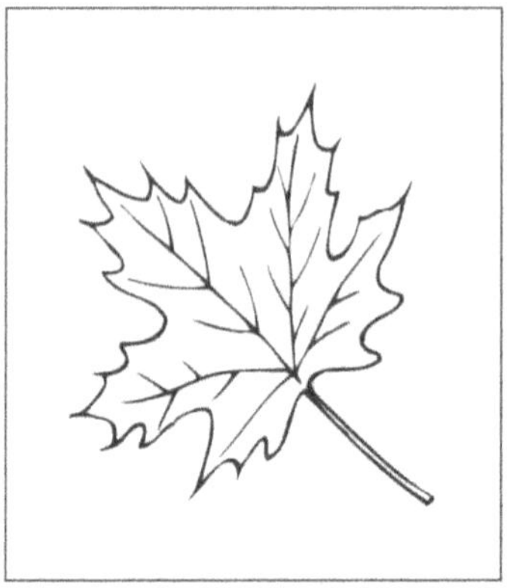
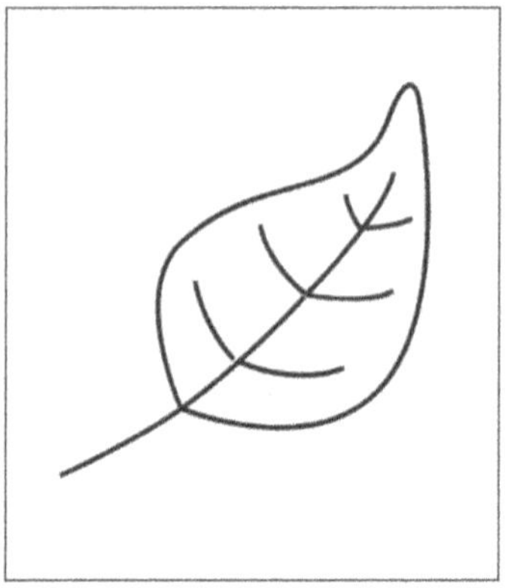
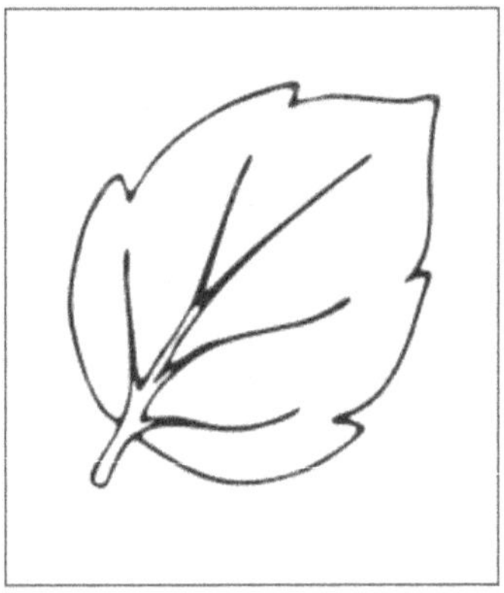
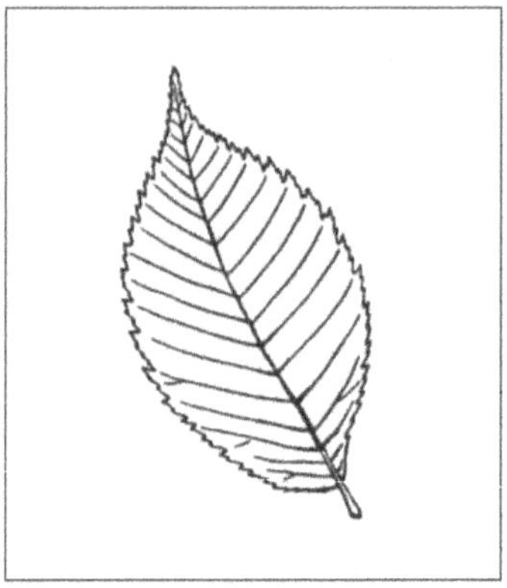
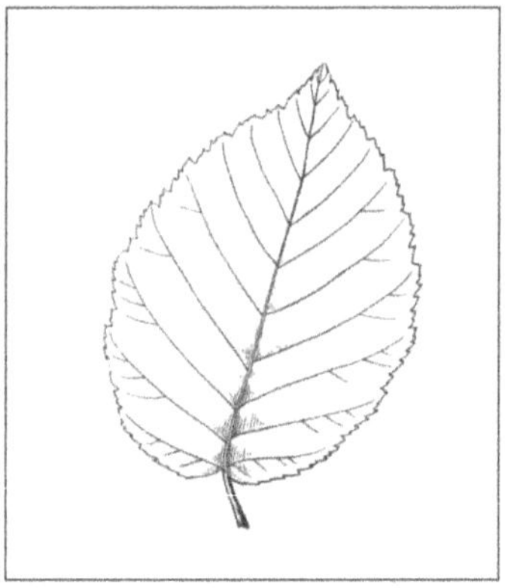
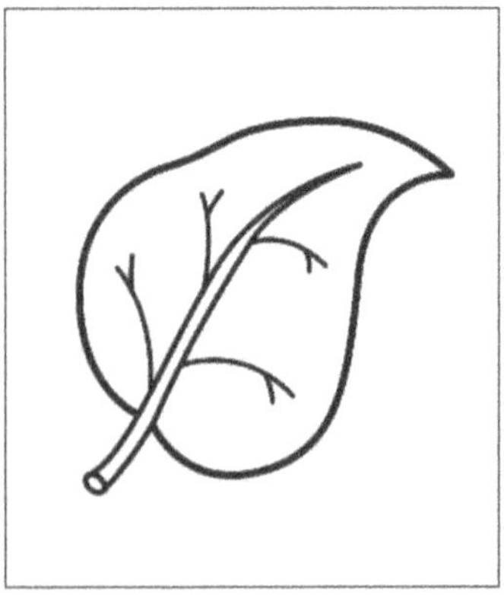
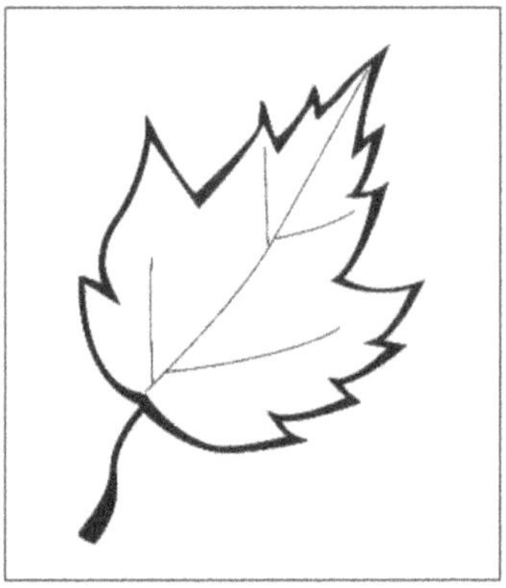
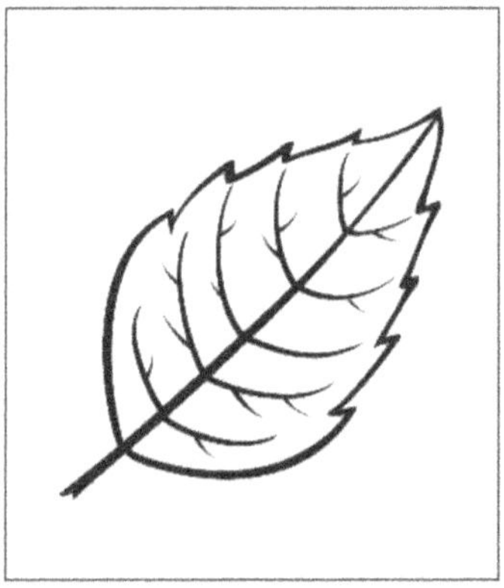

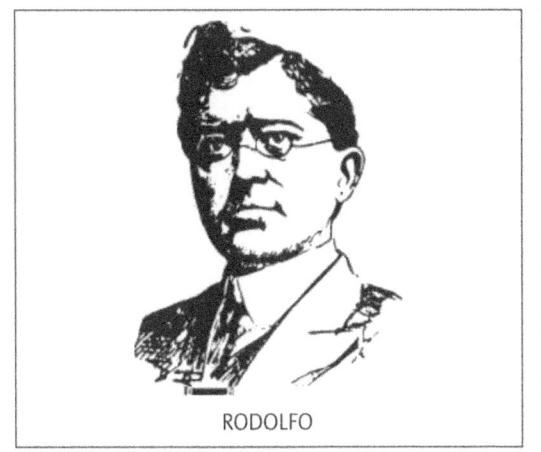

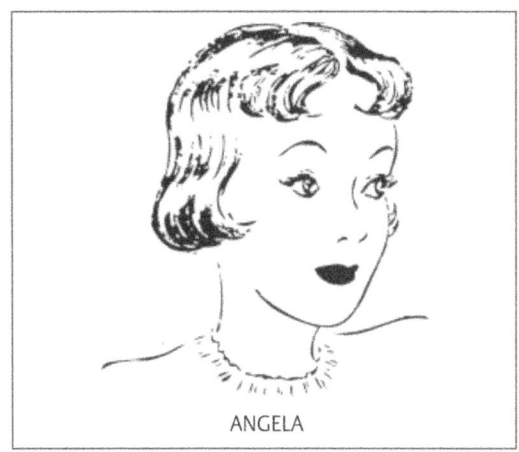

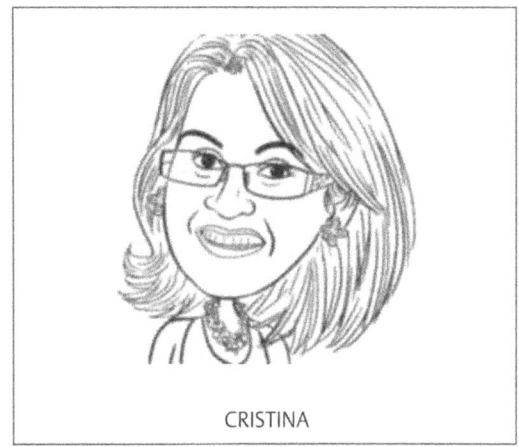

ESTIMULAÇÃO DA LINGUAGEM E DA MEMÓRIA — TREINAMENTO PRÁTICO 125

■ Memória Visual

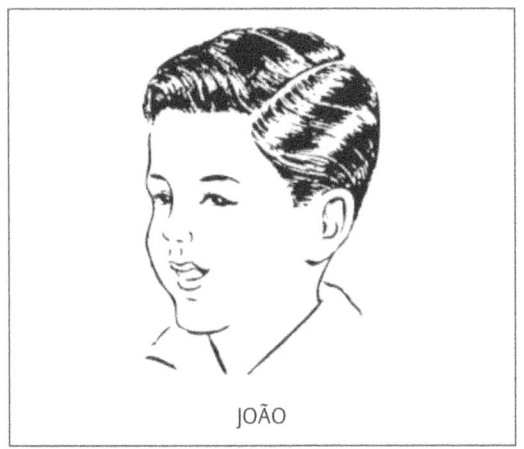

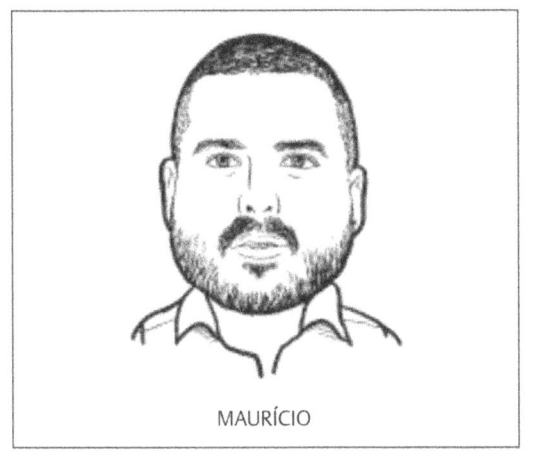

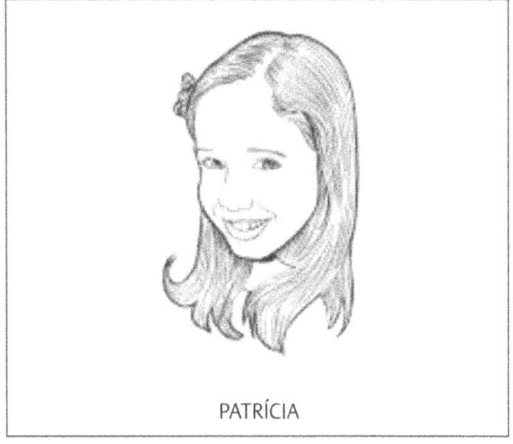

RODOLFO	ANGELA
JOÃO	CRISTINA
MAURÍCIO	PATRÍCIA

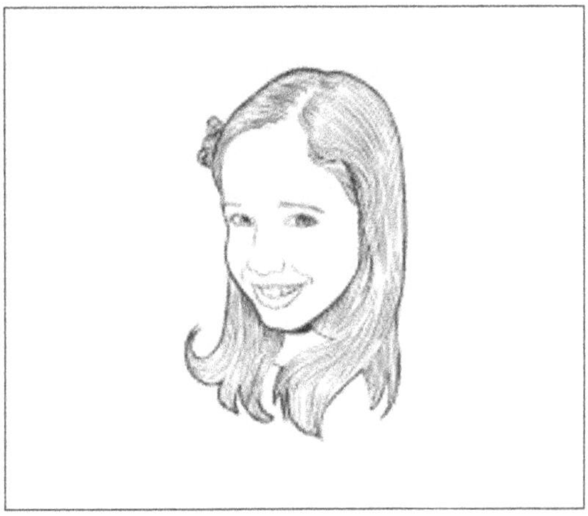
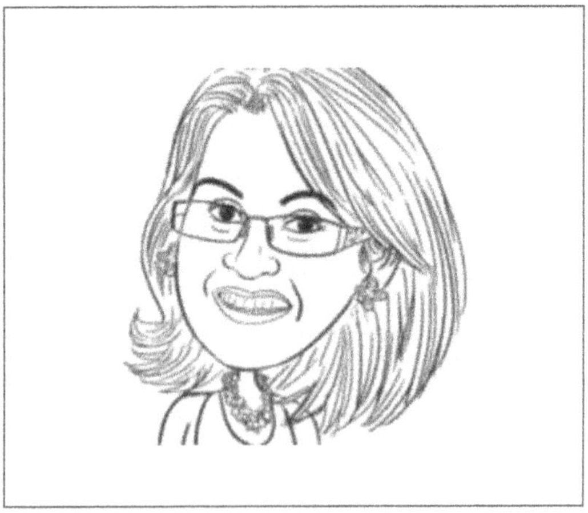
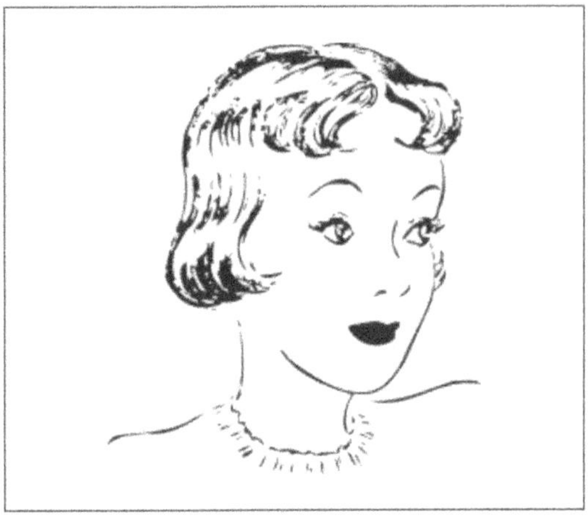
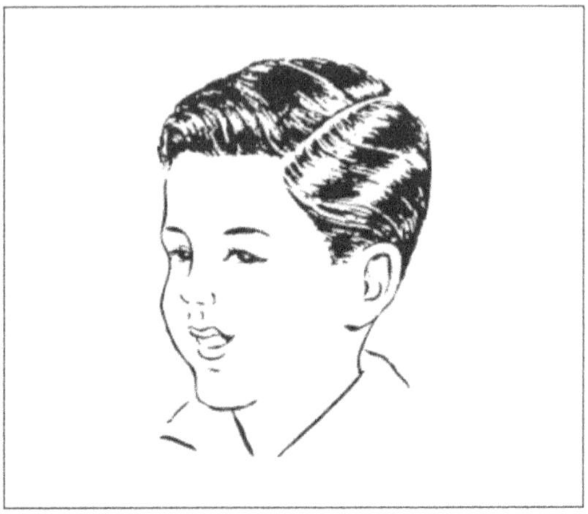
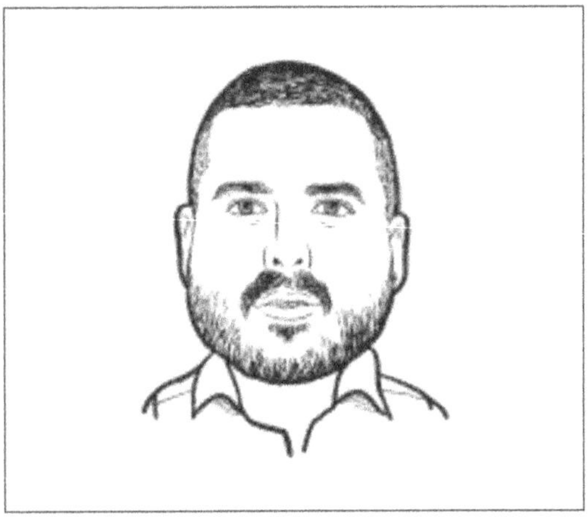
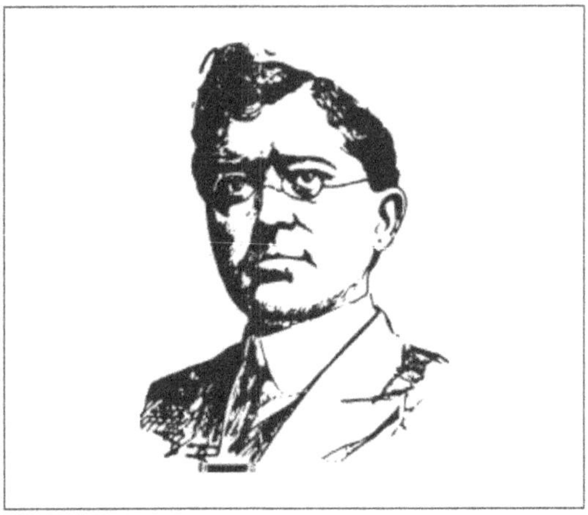

Memória Visual

• Preste atenção nas palavras, memorize-as e depois veja na lista qual a palavra que falta:

(Um minuto para visualizar e a Tp cobre as palavras)

1. CASA   JARDIM   ÁRVORE   PORTA

    CASA   JARDIM   PORTA

2. CASA   JARDIM   ÁRVORE   PORTA   JANELA

    CASA   JARDIM   ÁRVORE   PORTA

3. CASA   JARDIM   ÁRVORE   PORTA   JANELA   SALA

    CASA   ÁRVORE   PORTA   JANELA   SALA

4. CASA   JARDIM   ÁRVORE   PORTA   JANELA   SALA   QUARTO

    CASA   JARDIM   ÁRVORE   JANELA   SALA   QUARTO

5. CASA   JARDIM   JANELA   SALA   QUARTO   COZINHA   GARAGEM

    CASA   JARDIM   SALA   QUARTO   COZINHA   GARAGEM

Memória Visual

Observe as palavras da lista (em negrito) durante 30 segundos e tente memorizá-las.

A seguir, tampe essa lista e olhe para a lista seguinte e tente encontrar o(s) nome(s) que foram alterados:

1. **copo**	**fone**	**livro**	**tesoura**	**janela**
copo	cone	livro	tesoura	janela
2. **pastilha**	**manta**	**céu**	**cartão**	**veludo**
pastilha	manta	céu	postal	veludo
3. **verde**	**arroz**	**anel**	**chapéu**	**camisa**
verde	coelho	anel	chapéu	camisa
4. **maçã**	**pista**	**canoa**	**melão**	**gato**
massa	pista	canoa	melão	gato
5. **carro**	**rua**	**padaria**	**prego**	**rosa**
carro	pão	padaria	parafuso	rosa
6. **sapato**	**vidro**	**corda**	**pasta**	**piano**
sapato	vidro	porta	pasta	piano
7. **piscina**	**sabão**	**pastel**	**manta**	**flor**
piscina	sabão	pastel	monte	flor
8. **sapato**	**vermelho**	**jardim**	**pia**	**caneca**
sandália	vermelho	jardim	pia	caneca
9. **sofá**	**celular**	**jornal**	**churrasco**	**chá**
sofá	celular	jornal	chaveiro	chá
10. **bolsa**	**foto**	**papel**	**escova**	**lâmpada**
bolsa	foto	papel	escova	luz

NOMEAÇÃO

1. Quem serve a comida nos restaurantes?
2. Quem conserta joias?
3. Quem forra sofás e poltronas?
4. Quem governa um país?
5. Quem vende verduras e legumes na rua?
6. Quem limpa as ruas?
7. Quem celebra o casamento religioso?
8. Quem oficializa o casamento civil?
9. Quem viaja numa nave espacial?
10. Quem pratica suborno?
11. Quem faz dentaduras?
12. Quem governa uma cidade?
13. Quem faz as unhas no salão de beleza?
14. Quem faz truques no circo?
15. Quem distrai as crianças numa festa infantil?
16. Quem pega a bola que sai fora do campo no futebol?
17. Quem agarra a bola no jogo de futebol?
18. Quem recebe o dinheiro no supermercado?
19. Quem apita o jogo de futebol?
20. Quem paga os empregados no final do mês?
21. Quem faz a declaração de renda de uma empresa?
22. Quem faz grades de proteção para janelas?
23. Quem costuma salvar gatos que sobem em árvores?

O que você faz ou manda fazer

NO BANCO – ....

NO MUSEU – ....

NA OFICINA – ....

NO ALFAIATE – ....

NA AUTOESCOLA – ....

NO CURSO DE LÍNGUAS – ....

NA ACADEMIA – ....

NA AGÊNCIA DE VIAGENS – ....

Nomear o que você vê nessas casas

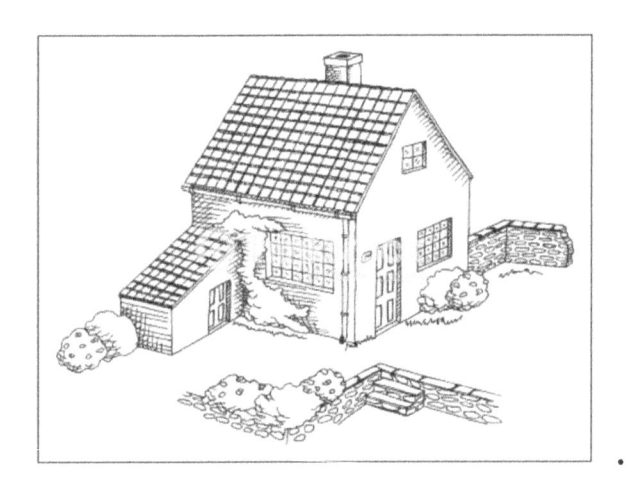

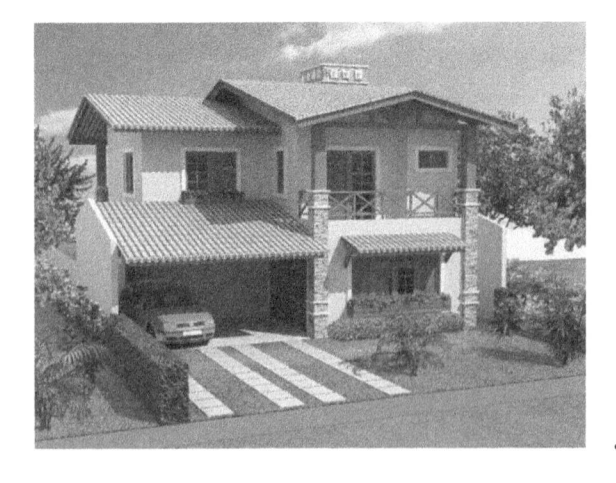

Nomeação – Onde ficam?

1. Praia da Boa Viagem
2. Pampas
3. Praça dos 3 Poderes
4. Mercado "Ver O Peso"
5. Parque do Ibirapuera
6. Mercado Modelo
7. Rio Ganges
8. Coliseu
9. Savanas
10. Deserto do Saara
11. A Grande Muralha
12. Algarve
13. Montreal
14. Torre de Pisa
15. Pirâmides
16. Estátua da Liberdade
17. Toscana
18. Sibéria
19. Rio Nilo
20. Ilha de Mikonos
21. Punta del Este
22. Cuzco
23. Rio Tâmisa
24. Rio Sena
25. Casa Branca
26. Disney
27. Torre Eiffel

ORGANIZAÇÃO TEMPORAL

Sequência Lógica

- **Numere a sequência das ações abaixo**

COSTURAR

( ) Escolhe-se a linha e agulha.

( ) Passa-se a linha na agulha.

( ) Pega-se o estojo de costura.

( ) Começa-se a costurar.

( ) Faz-se um nó na extremidade da linha.

( ) Corta-se um bom tamanho de linha.

PINTAR

( ) Lixam-se as paredes.

( ) Passa-se a segunda mão.

( ) Preparam-se os pincéis.

( ) Forra-se o chão com um plástico.

( ) Passa-se uma primeira mão.

( ) Espera-se a tinta secar.

( ) Escolhe-se a tinta.

NA FEIRA

( ) O cliente paga.

( ) O vendedor pesa as frutas na balança.

( ) O feirante instala sua barraca.

( ) O vendedor lhe dá o troco.

( ) O cliente escolhe as frutas.

( ) O cliente chega.

( ) O cliente pede um quilo de uvas.

( ) O vendedor entrega a caixa de uvas para o cliente.

NO RESTAURANTE

( ) Nós terminamos com um bom cafezinho.

( ) O garçom nos traz a entrada.

( ) Nós escolhemos nossos pratos no cardápio.

( ) Depois dessa boa refeição nós voltamos para casa.

( ) O garçom nos traz o cardápio.

( ) O garçom nos traz a conta.

( ) Nós entramos no restaurante.

( ) Nós pagamos a conta deixando uma boa gorjeta.

( ) Nós preferimos tomar um sorvete.

( ) O garçom anota os pedidos.

( ) Nós reservamos uma mesa no restaurante.

( ) O garçom nos mostra a mesa reservada.

( ) Nós degustamos o prato principal.

NO SUPERMERCADO

( ) Eu pago minha conta no caixa.

( ) Eu pego um carrinho de compras.

( ) Eu arrumo minhas sacolas de compras na mala do meu carro.

( ) Eu estaciono meu carro no estacionamento do supermercado.

( ) A caixa me dá a nota das compras.

( ) Eu coloco minhas compras na bancada do caixa.

( ) Eu começo minhas compras pelos produtos de limpeza.

( ) Eu vou com meu carrinho cheio para o caixa.

( ) Eu recoloco o carrinho vazio no seu lugar.

( ) A caixa registra o valor das minhas compras uma a uma.

( ) Eu saio do supermercado.

( ) Eu entro no supermercado.

( ) Eu termino minhas compras no departamento dos congelados.

O CAFÉ
(　) Eu coloco a água na cafeteira.
(　) Eu sirvo o café nas xícaras.
(　) Eu coloco duas doses de pó de café no filtro de papel.
(　) Eu ligo a cafeteira.
(　) Eu coloco o açúcar.
(　) Eu coloco um filtro de papel.
(　) Nós tomamos o café bem quente.
(　) Eu pego duas xícaras.
(　) O café é coado lentamente.

NO POSTO DE GASOLINA
(　) Eu completo meu tanque de combustível.
(　) Eu desço do carro.
(　) Meu marcador de combustível está baixo.
(　) Eu paro na frente de uma bomba de combustível.
(　) Eu abro meu tanque.
(　) Eu subo no meu carro e saio do posto.
(　) Eu me dirijo à um posto de gasolina.
(　) Eu pago o frentista.

PESCARIA
(　) Coloco a isca no anzol.
(　) Escolho um lugar na margem do rio.
(　) Vou recolhendo a linha no molinete.
(　) Saio de casa de carro e me dirijo à beira do rio.
(　) Jogo a linha o mais longe que puder na água.
(　) Sinto que pesquei um peixe.
(　) O jantar vai ser muito saboroso.
(　) Pego minha vara de pescar e minha maleta com apetrechos de pesca.
(　) Preparo a vara com os anzóis e as iscas.
(　) Sento confortavelmente na beira do rio.
(　) Fico calmamente sentado esperando um peixe pegar a isca!
(　) Coloco o peixe no cesto, arrumo minhas coisas e volto para casa.

Relações Temporais

- **Sublinhe o que você faz primeiro**

Coloco tênis – Coloco meias

Escrevo carta – Assino carta

Bebo café – Coloco açúcar

Toco violão – Afino violão

Sou adulto – Sou criança

Leio jornal – Compro jornal

Subo no carro – Acelero o carro

Compro um livro – Vou na livraria

Tranco a porta – Saio de casa

Como a maçã – Descasco a maçã

Compro a raquete – Jogo tênis

Vou dormir – Janto

Ganho na loto – Jogo na loto

Sou pai – Sou avô

Vou para a prisão – Cometo um roubo

Sofro um acidente – Vou ao hospital

Dezessete – Quinze

ORGANIZAÇÃO VISOESPACIAL E COORDENAÇÃO MOTORA

- Copiar as imagens

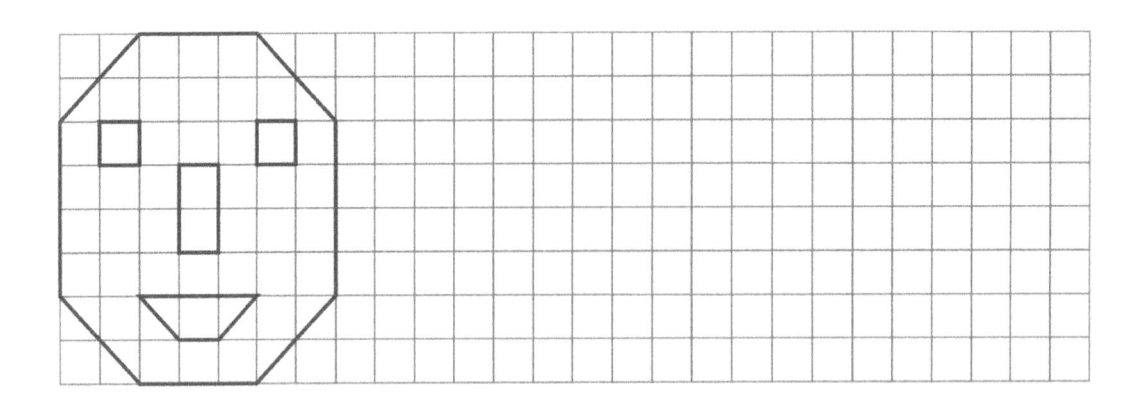

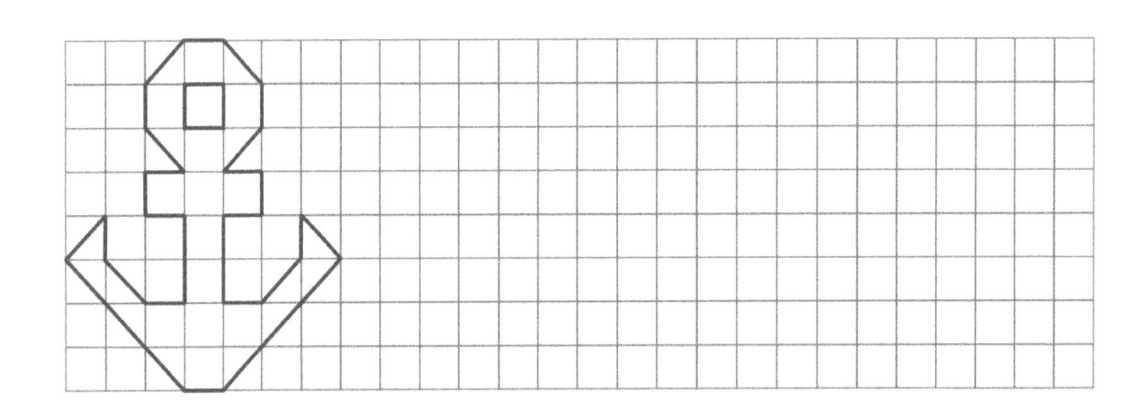

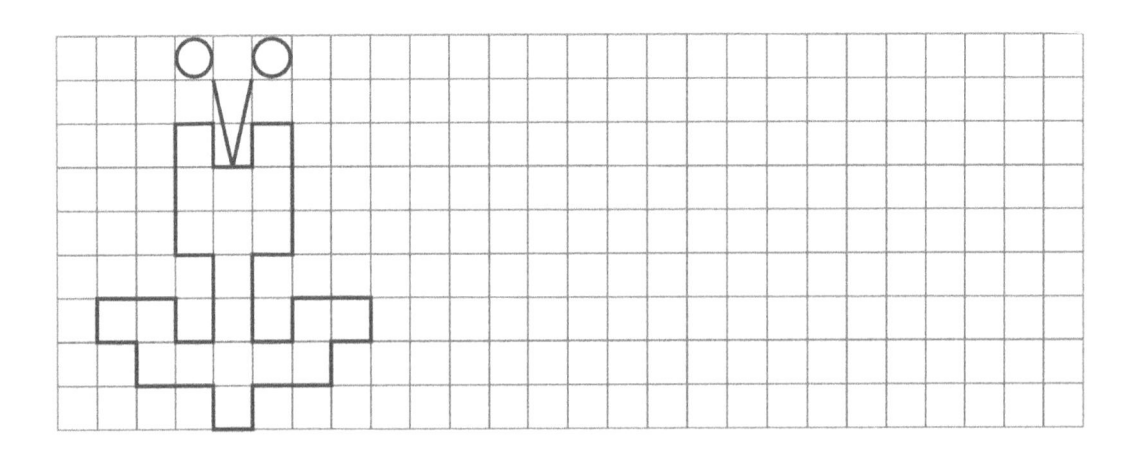

ESTIMULAÇÃO DA LINGUAGEM E DA MEMÓRIA — TREINAMENTO PRÁTICO

- **Continuar a sequência**

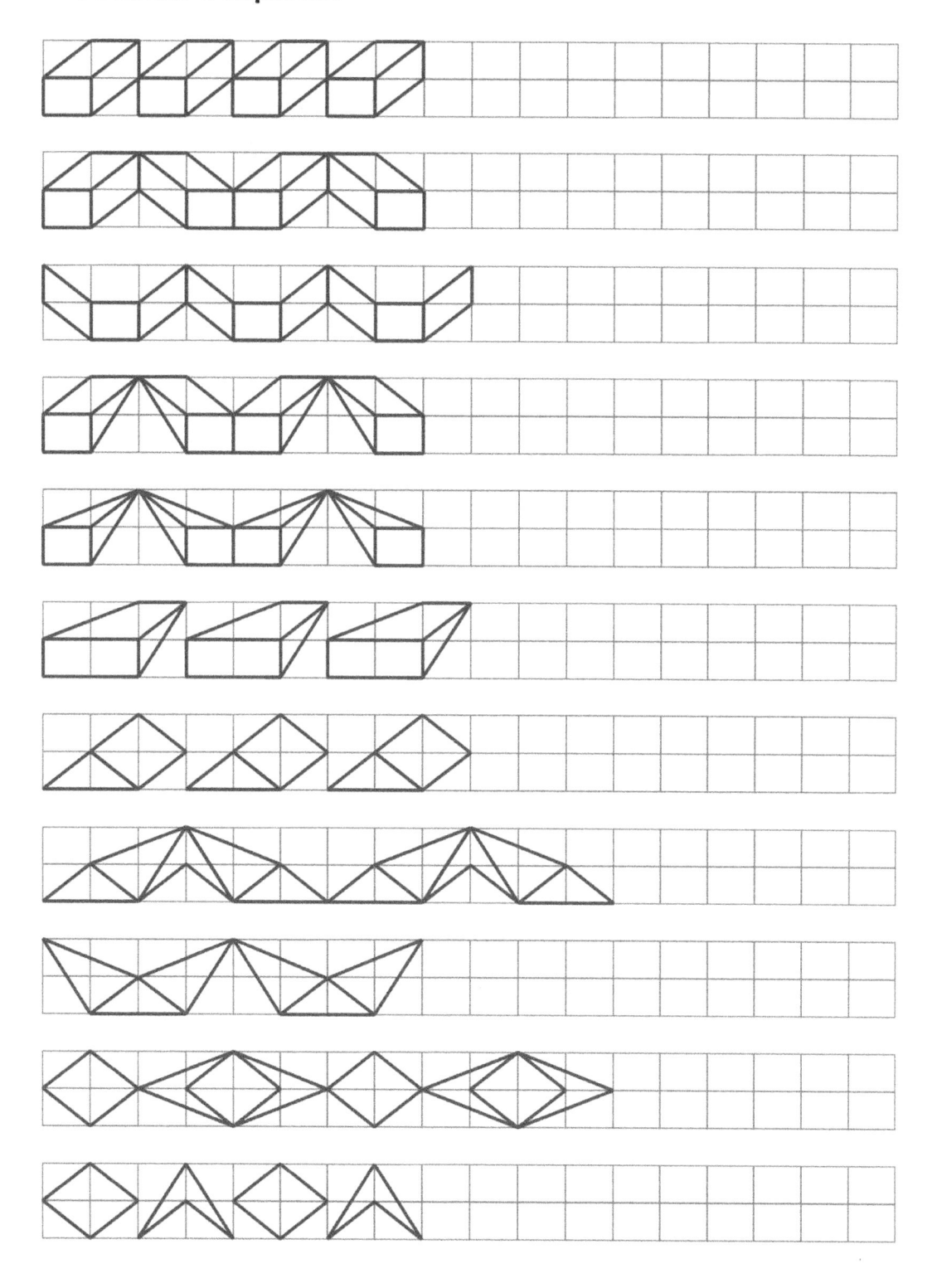

PROCESSAMENTO AUDITIVO

- **Mostrar a palavra dita pela terapeuta**

PAR	DOR	FAZ	BAR	COR	VER	SER
MATA	LATA	PATA	GATA	RATA	CHATA	VACA
LUA	TUA	VAI	SUA	NUA	MAU	JOIA
ROUCA	BOCA	TOUCA	LOUCA	MOÇA	SOCA	POUCA
META	NETA	SETA	JECA	SECA	SELA	VETA
DIA	MIA	PIA	LIA	TIA	CRIA	VIA
LEDO	DEDO	CEDO	MEDO	VENDO	SENDO	
FEIO	SEIO	MEIO	LEIO	CHEIO	VEIO	CREIO
TRUTA	CRUA	GRUA	FRUTA	BRUTA	GRUTA	NUTRA
MOÇADA	CAMADA	TROCADA	DOPADA	LOTADA	NOTADA	
PORTA	TORTA	PARTO	TATO	CORTA	FARTA	MORTA
CASO	PASSO	ACASO	SOVA	FAÇO	TOSA	TOSSE
POSSE	VICE	MISSA	MASSA	CESSA	NASCE	TAÇA
CAÇA	MASSA	PASSA	FAÇA	NOSSA	PRAÇA	GAZE
BASE	CASE	DOSE	FASE	FUSO	NOZES	BUSCA
FUSCA	CUZCO	LUSCO	FOSCO	VASCO	BRAÇO	TRAÇO

RACIOCÍNIO

- **Colocar as letras A B C D E dentro do diagrama de modo que cada fileira e coluna contenham as 5 letras diferentes**

		A		
B				
				C
			D	
	E			

- **Siga as pistas para preencher o quadro**

No dia 24 de junho foi marcada uma reunião na empresa Marles entre o presidente e quatro diretores, com início às 9h45. Descubra o nome completo de cada um dos participantes, o horário de chegada de cada um à reunião, os cargos que ocupam na empresa e os jornais que leem. O sobrenome de um deles e Francisco e a presidência não é o cargo que ocupa. Cada um chegou em um horário diferente e lê um jornal diferente, sendo que um deles lê *O Estado de São Paulo*. Nenhum deles chegou antes das 9h40m nem depois das 9h49. O sobrenome do diretor de marketing é Vieira. Pellicciotti, o diretor de marketing, e o que lê o *Jornal da Tarde* chegaram depois dos outros dois: de Milton e do diretor financeiro. Dois dos diretores chegaram antes do horário marcado, com intervalo de 4 minutos. Os três últimos chegaram em minutos ímpares. O diretor administrativo e o assinante da *Folha de S. Paulo* chegaram após os outros três: Carlos Silva, Nei e o leitor da *Gazeta Mercantil*. O primeiro a chegar foi Carlos, seguido pelo diretor comercial, de Nei Galindo, de Arnaldo e finalmente de Fabio, leitor do jornal *Valor*.

Horário					
Nome					
Sobrenome					
Cargo					
Jornal					

Raciocínio Numérico

- Preencher os quadrados de modo que cada fileira e coluna de quatro quadrados contenham os números de 1 a 4.

3			2
	4		
		3	
1			

	3		
1			
2		4	
			1

- Preencher os quadrados de modo que cada fileira e coluna de seis quadrados contenham os números de 1 a 6

			2		
		4			
3					
2			3		1
1				3	4
			1		

RELAÇÕES FAMILIARES

1. A filha de sua irmã é ....
2. O marido de sua irmã é ....
3. O filho de sua tia é ....
4. O pai de seu pai é ....
5. O filho de seu irmão é ....
6. O filho de seu filho é ....
7. O irmão de seu pai é ....
8. O irmão de sua avó é ....
9. A esposa de seu filho é ....
10. O marido de sua filha é ....
11. O pai de sua esposa é ....
12. O filho de seu neto é ....
13. A filha de seu marido é ....
14. A esposa de seu pai é ....
15. O atual marido de sua mãe é ....
16. O filho de seus pais é ....

- **Escreva os nomes nos desenhos conforme convenha:**

MÃE — AVÓS — FAMÍLIA — PAI — CRIANÇAS

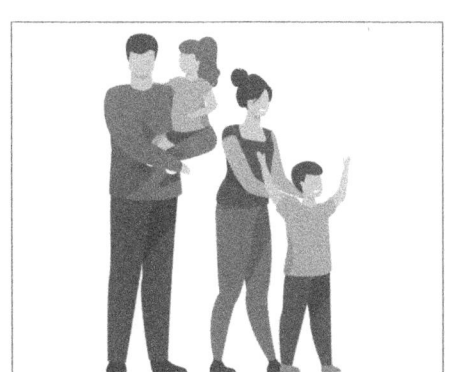

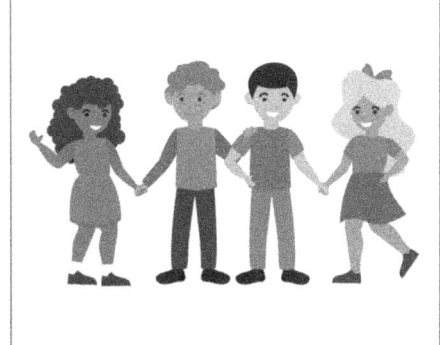

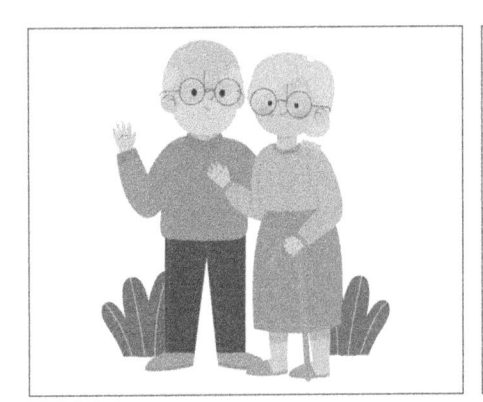

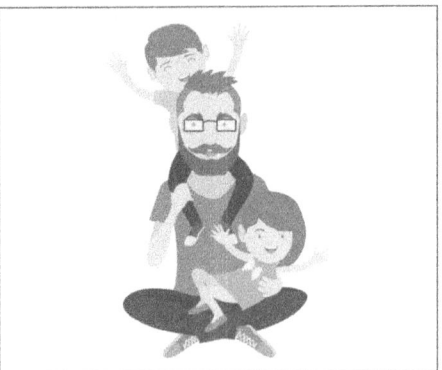

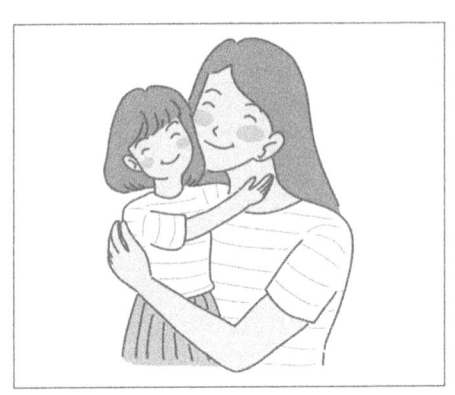

Responda as questões:

Meu pai tem um irmão, o que ele é meu?
....

Minha mãe tem duas irmãs, Maria e Joana, o que elas são minhas?
....

Minha tia Maria tem 2 filhos, o que eles são meus?
....

O que a mãe do meu pai é minha?
....

Minha tia Joana se casou com Pedro, o que Pedro é meu?
....

O que o pai do meu pai é meu?
....

Meu filho se casou. O que a esposa dele é minha?
....

SEQUÊNCIA LÓGICA

- Estabelecer relação entre as palavras abaixo, de maneira a encadeá-las de forma lógica, iniciando pela palavra FITA e terminando com a palavra ANIVERSÁRIO

( ) **Fita**

( ) Primavera

( ) Rádio

( ) Presente

( ) Flor

( ) TV

( ) Estação

( ) Vídeo

( ) **Aniversário**

SIMULTÂNEO OU SUCESSIVO?

Enquanto eu lia, as crianças desenhavam.

Eu leio a carta que o carteiro trouxe.

O quadro se desprendeu e caiu.

Enquanto ele tomava banho, o telefone tocou.

O jornalista anunciou que o tenista brasileiro perdeu.

João chegou enquanto você arrumava seu armário.

Toda quinta feira ele se levanta cedo para ir à academia.

Ela comentou que ganhou uma passagem para a França.

Eu encontrei a caneta que havia perdido.

Anunciarei no escritório que partirei em dezembro.

Ela acaricia o gato que dorme no seu colo.

Eu avisei meus pais que meus filhos chegarão no domingo.

Marieta chorou porque levou um tombo.

Quando o pai chegou, as crianças estavam brigando.

A cozinheira quebra os ovos antes de batê-los.

Ele bebeu seu café depois de colocar o açúcar

Ela veio assim que a chamei.

Eu trabalho sempre escutando música.

Verifique se você apagou os faróis.

Eu passarei a camisa tão logo ela seque.

Releia aquilo que você escreveu antes de entregar.

Os resultados da pesquisa que ele fez serão publicados oportunamente.

SINÔNIMOS

■ Dar o sinônimo de

Semelhante	Morar
Ajudar	Cheiro
Casa	Derradeiro
Desordem	Engano
Déficit	Imparcial
Inatividade	Fadiga
Célebre	Hesitação
Incerto	Aceitar
Cheio	Fechado
Firme	Desastre
Detestar	Importante
Chateado	Dianteira
Fortuna	Vago
Inacabado	Barulho
Saboroso	Inocente
Sorridente	Obeso
Após	Utiliza
Terminar	Cautela
Afrouxar	Errado
Patamar	Fictício

Correlacionar os sinônimos

1. Completar   (   ) Atirar
2. Agregar   (   ) Questionar
3. Permitir   (   ) Destruir
4. Núcleo   (   ) Prejuízo
5. Convicção   (   ) Unir
6. Arremessar   (   ) Verificar
7. Arruinar   (   ) Centro
8. Contestar   (   ) Finalizar
9. Dano   (   ) Consentir
10. Conferir   (   ) Certeza

1. Norma   (   ) Denunciar
2. Edificar   (   ) Exclusivo
3. Viável   (   ) Escolher
4. Tática   (   ) Regra
5. Acusar   (   ) Meta
6. Único   (   ) Obrigar
7. Liberar   (   ) Estratégia
8. Forçar   (   ) Construir
9. Alvo   (   ) Possível
10. Optar   (   ) Dispensar

Correlacionar os sinônimos

1. Presumir   ( ) Retrair
2. Consenso   ( ) Oposto
3. Inalterável   ( ) Objeção
4. Encolher   ( ) Colaborar
5. Pedir   ( ) Imutável
6. Cota   ( ) Desempenhar
7. Contrário   ( ) Supor
8. Cooperar   ( ) Solicitar
9. Oposição   ( ) Acordo
10. Executar   ( ) Porção

1. Fabricar   ( ) Parceiro
2. Débil   ( ) Debochar
3. Gerenciar   ( ) Criar
4. Destacar   ( ) Fraco
5. Sócio   ( ) Gosto
6. Abundante   ( ) Produzir
7. Gerar   ( ) Próspero
8. Sabor   ( ) Controlar
9. Regularizar   ( ) Evidenciar
10. Zombar   ( ) Normatizar

Correlacionar os sinônimos

1. Hábito   ( ) Cessar

2. Questão   ( ) Esclarecer

3. Eficaz   ( ) Interferir

4. Distorcer   ( ) Simetria

5. Permitir   ( ) Reduzir

6. Chance   ( ) Enaltecer

7. Resumo   ( ) Alterar

8. Parar   ( ) Excluir

9. Engano   ( ) Eficiente

10. Inadequado   ( ) Deixar

11. Diminuir   ( ) Problema

12. Intervir   ( ) Oportunidade

13. Proporção   ( ) Costume

14. Elucidar   ( ) Sinopse

15. Elogiar   ( ) Erro

16. Suprimir   ( ) Impróprio

Assinalar a palavra cujo significado difere das demais palavras

agregar	reunir	misturar	juntar
alojar	aparar	acomodar	hospedar
bonificar	gratificar	premiar	afagar
dedicar	oferecer	afetar	devotar
descartar	escapar	rejeitar	livrar-se
exaurir	esgotar	gastar	abandonar
fixar	apoiar	pregar	estabelecer
suspeitar	desconfiar	duvidar	processar
homologar	verificar	confirmar	aprovar
igualar	compor	nivelar	equiparar
legitimar	autenticar	legalizar	preencher
motivar	despertar	causar	incitar
notificar	descrever	participar	comunicar
batalhar	pelejar	lutar	aclamar
permitir	considerar	consentir	autorizar
rasurar	riscar	raspar	reduzir
relaxar	afrouxar	corromper	atenuar
transcender	ultrapassar	elevar	resultar

RESOLVENDO PROBLEMAS

- **O que faço na circunstância abaixo**

Para falar com alguém que está em outra cidade?

Em caso de acidente quem eu chamo?

Para ter lembranças de viagens feitas?

Para não andar com muito dinheiro no bolso?

Quando estou cansado e deprimido?

Quando eu tenho manchas difíceis de tirar na roupa?

Quando faz frio de noite ?

Para economizar meu dinheiro?

Para conseguir uma ajuda?

Para meu cão passear mesmo quando não tenho tempo de fazê-lo?

Para me distrair?

Quando preciso de um remédio e não posso ir buscar?

Quando me sinto febril?

- **Dê três motivos possíveis para cada situação.**

Seu jornal não chegou hoje de manhã como é o costume.

a ....

b ....

c ....

Você não encontra seu carro no estacionamento de um centro comercial.

a ....

b ....

c ....

Um desconhecido toca a campainha da sua casa.

a ....

b ....

c ....

O cachorro do vizinho não para de latir.

a ....

b ....

c ....

A luz do seu quarto se apagou.

a ....

b ....

c ....

TESTES PESSOAIS

■ VOCÊ CONHECE BEM SEU MARIDO OU SUA ESPOSA?

(Quem fizer primeiro deve marcar nas lacunas externas. Depois, dobrar escondendo sua resposta e pedir ao outro(a) para marcar também, agora nas lacunas internas.)

1. **Seu marido/esposa gosta de acordar:**

( ) ( ) Bem cedinho

( ) ( ) Bem tarde

( ) ( ) Nem muito cedo, nem muito tarde

2. **Ela/ele prefere a época do ano em que faz:**

( ) ( ) Frio

( ) ( ) Calor

( ) ( ) Nem muito frio, nem muito calor

3. **O que você acha que ela/ele mais gostaria de ganhar no seu aniversário:**

( ) ( ) Objetos para a casa

( ) ( ) Uma roupa

( ) ( ) Um livro

4. **Quando o assunto é sobre animais, seu marido/esposa gosta mais de:**

( ) ( ) Gatos ou peixes de aquário

( ) ( ) Cachorros ou pássaros

( ) ( ) Ela / ele não gosta de animais

5. **Que esportes seu marido/esposa mais gostava de praticar:**

( ) ( ) Natação ou esportes com bola

( ) ( ) Fazer caminhadas

( ) ( ) Nunca gostou de fazer esportes

6. **Que tipo de filme ou vídeo ela/ele gosta de ver**

( ) ( ) Comédia

( ) ( ) Filme de ação

( ) ( ) Romance

( ) ( ) Drama

( ) ( ) Policial \ Suspense

7. **Ele/ela prefere roupas com:**

( ) ( ) Cores claras como branco e bege.

( ) ( ) Cores vivas como verde ou vermelho.

( ) ( ) Cores escuras como preto ou cinza.

8. **Que tipo de música você acha que ela/ele mais gosta?**

( ) ( ) Música romântica.

( ) ( ) Forró, pagode ou sertaneja.

( ) ( ) Música clássica.

( ) ( ) Música popular brasileira.

( ) ( ) Jazz.

9. **O que ela/ele gosta de fazer nos fins de semana:**

( ) ( ) Passear no shopping ou no parque.

( ) ( ) Ficar em casa, ler e ver TV.

( ) ( ) Visitar os amigos.

( ) ( ) Visitar museus.

▪ VOCÊ TOMA DECISÕES COM FACILIDADE OU FICA SEMPRE EM DÚVIDA?

1. **Ao procurar um presente para seu melhor amigo, você:**

( ) pensa em muitos presentes, mas fica em dúvida.

( ) não demora na escolha.

( ) prefere perguntar o que ele quer ganhar.

2. **Se foi convidada para um casamento, você:**

( ) experimenta várias roupas e no final sai para comprar outra.

( ) escolhe rapidamente uma de seu armário.

( ) prefere comprar uma roupa nova.

3. **Se um amigo lhe pede para escolher seu presente de aniversario:**

( ) você fica sem saber o que pedir.

( ) não gosta de escolher, prefere surpresa.

( ) diz logo o que quer porque já tinha uma ideia.

4. **Se você encontrasse o gênio da lâmpada:**

( ) pensaria em três pedidos rapidinho.

( ) perguntaria qual o prazo para fazer os três pedidos.

( ) demoraria bastante para se decidir.

5. **Quando vai a uma loja comprar um tênis, você:**

( ) já sabe qual modelo quer comprar.

( ) fica perdido diante de tantos modelos.

( ) pede a opinião do vendedor.

6. **Quando vai a um restaurante com a família, você:**

( ) é sempre o último a pedir porque fica na dúvida.

( ) é o primeiro a pedir.

( ) espera alguém pedir e pede o mesmo prato.

7. **Se você resolve trocar a geladeira de sua casa:**

( ) faz uma extensa pesquisa com os amigos.

( ) compra logo uma que gostou pela Internet.

( ) passa meses visitando várias lojas antes de se decidir.

▪ VOCÊ É UMA PESSOA CALMA?

1. **Você está lendo a noite no quarto e, de repente, escuta um barulho estranho vindo da cozinha**

( ) Você decide que não é nada, deita e dorme.

( ) Continua deitado imaginando mil coisas.

( ) Vai até a cozinha verificar o que está acontecendo.

2. **Você está vendo TV a noite e, de repente, entra um morcego na sua sala**

( ) Você chama o porteiro para lhe ajudar.

( ) Você encontra um jeito de espantar o morcego.

( ) Você sai de casa e vai dormir na casa de um amigo.

( ) Você apaga a luz e espera calmamente o morcego sair.

3. **Você vai ao banheiro de um restaurante e na hora de sair percebe que não consegue abrir a porta**

( ) Você fica tentando abrir a porta de todo jeito.

( ) Espera alguém perceber que você está trancado.

( ) Entra em pânico e começa a gritar e esmurrar a porta.

4. **Se você tem que levar seu filho pequeno ou neto ao dentista:**

( ) Você fica junto com ele o tempo todo para acalmá-lo.

( ) Você fica fora da sala porque não quer nem olhar.

( ) Nem levaria ao dentista, pediria logo para alguém fazer isto por você.

5. **Se seu carro quebra dentro de um túnel:**

( ) Você entra em pânico, larga o carro e pede uma carona.

( ) Você liga para sua Seguradora.

( ) Você espera o reboque do próprio túnel lhe socorrer.

( ) você liga para um amigo e pede ajuda.

6. **Num passeio nas montanhas, o guia descobre que se perdeu:**

( ) Você fica desesperado e começa a gritar com todo mundo.

( ) Você pensa em como será passar a noite ali.

( ) Culpa o guia.

( ) Ajuda o guia a achar uma solução.

7. **Dois familiares começam a brigar durante um jantar em família:**

( ) Você só observa e não se envolve na discussão.

( ) Você tenta mediar a discussão.

( ) Você começa a discutir junto com eles.

( ) Você se levanta e vai embora.

▪ VOCÊ É UMA PESSOA OBSERVADORA?

1. **No caminho que você faz para o trabalho ou para o supermercado:**

( ) Você sempre repara em tudo e percebe quando há algo diferente.

( ) Não presta atenção a nada, só segue seu caminho.

( ) Anda de cabeça baixa prestando atenção aos buracos das calçadas.

2. **Em um jogo de sete erros:**

( ) Você descobre bem rápido as diferenças.

( ) Leva bastante tempo para encontrar as diferenças.

( ) Só encontra as diferenças mais visíveis.

3. **Se sua esposa ou marido aparece com uma roupa nova:**

( ) Você percebe logo.

( ) Nem repara.

( ) Só percebe se ele ou ela estiver muito arrumado.

4. **Se um amigo corta o cabelo:**

( ) Nota assim que encontra a pessoa.

( ) Nunca percebe estes detalhes.

( ) Percebe que tem algo diferente nele, mas não sabe dizer o que é.

5. **Se você tivesse que descrever o cachorro de um amigo:**

( ) Você só se lembraria que ele era pequeno.

( ) Só saberia dizer a cor do pelo.

( ) Saberia dizer exatamente como ele era.

( ) Só se lembraria do nome dele.

6. **Se você tivesse que dizer qual o carro de um amigo:**

( ) Você sabe com certeza a marca e a cor.

( ) Você se lembra da cor, mas não da marca.

( ) Você não faz ideia nem da marca, nem da cor.

▪ VOCÊ É UMA PESSOA PACIENTE?

1. **O que você faz quando começam os comerciais na TV ?**

( ) Muda de canal várias vezes até o programa que estava vendo recomeçar.

( ) Deixa no mesmo canal e espera terminar o intervalo.

( ) Aproveita para dar uma olhada em outros programas que gosta.

( ) Aproveita para dar um telefonema ou responder a uma mensagem.

2. **Você está dirigindo e vê um enorme engarrafamento na direção que ia tomar:**

( ) Você segue sua direção e espera o trânsito melhorar.

( ) Você pega outro caminho na tentativa de fugir daquele engarrafamento.

( ) Você continua no caminho que já ia tomar, mas fica irritado, tentando ultrapassar os carros a sua frente.

( ) Liga o rádio e canta junto enquanto segue devagar o trânsito.

3. **No caixa do supermercado:**

( ) Você escolhe uma fila e permanece nela.

( ) Fica trocando de fila o tempo todo.

( ) Fica na sua fila, mas sempre observando as outras, torcendo para que sua fila ande mais rápido.

4. **Você está atrasado para o filme, pagando sua entrada, e uma pessoa encosta no balcão e começa a fazer perguntas à cobradora:**

( ) Você se aborrece, mas não faz nada.

( ) Você espera calmamente ela terminar de perguntar.

( ) Você fica irritado e dá logo um esculacho na pessoa.

5. **Um amigo combinou de lhe pegar na porta de sua casa para irem ao teatro, mas está demorando muito:**

( ) Você fica ligando o tempo todo para o amigo.

( ) Senta na portaria do prédio e espera calmamente.

( ) Telefona para alguém enquanto espera.

( ) Conversa com o porteiro enquanto espera.

TEXTOS

O Palhaço

O personagem do palhaço, originalmente, representava o extrato mais baixo da sociedade da época; era o trabalhador das minas de carvão, que usava roupas estranhas e sapatos grandes porque os catava no lixo e tinha o nariz vermelho porque bebia muito.

O personagem representava tudo que ninguém queria ser. Ele era o desajeitado, que não conseguia subir uma escada sem cair vinte vezes, que não conseguia pregar um prego sem machucar o dedo. Ao se tornar personagem de circo, ele não provocava admiração, assim como os domadores, os trapezistas. Na verdade, despertava carinho, despertando o lado humano das pessoas.

O palhaço não discriminava ninguém, não ria dos outros, não ria do deficiente, do negro, ele ria de si mesmo, ele funcionava como um espelho que refletia o nosso lado inepto, confuso, mas também persistente e vencedor. Afinal o palhaço sempre se envolvia com o fracasso, mas nunca terminava nele. Tropeçava mil vezes, mas não desistia até encontrar uma solução.

Texto adaptado de entrevista com Pepe Nunez, artista

São Jorge - Lenda ou verdade?

A existência de São Jorge é uma das mais questionadas do cristianismo. Os documentos que comprovariam sua trajetória foram destruídos ao longo de dois séculos pela própria Igreja. A tentativa de apagar sua biografia surtiu, no entanto, efeito inverso, estimulando seu culto. A imagem do guerreiro sobre um cavalo, lutando contra um dragão é a síntese da batalha do Bem contra o Mal. Assim, São Jorge conquistou, principalmente nos últimos 20 anos, o crédito de " santo de máxima importância ".

Segundo a versão mais aceita, ele nasceu no ano 280, na Capadócia, na atual Turquia. Mudou-se com a mãe para a Palestina na adolescência e se alistou no Exército romano. Pertenceu a um grupo de militares do imperador romano Diocleciano, que perseguia os cristãos. Mas como Jorge não queria estar a serviço de um império perseguidor e opressor dos cristãos, foi perseguido, preso, e acabou sendo martirizado e morto.

O Futebol

Capaz de unir gerações, classes e nações, pode-se dizer que o **futebol** é o esporte que mais tem apaixonados por todo o mundo. O esporte é tão popular que, na época da disputa da famosa Copa do Mundo, as empresas chegam a dispensar seus funcionários para poderem assistir aos jogos.

E quando se fala em jogos, mesmo que cada torcedor tenha a expectativa de um resultado positivo ao final da partida, o sentimento de surpresa é um dos maiores encantos que envolvem os 90 minutos de um jogo. No futebol, todo mundo sabe como começa uma partida, mas ninguém consegue imaginar como ela vai prosseguir e terminar.

Cheio de possibilidades e com um poder de levar pessoas a um misto de sentimentos entre tristeza, alegria, ansiedade e alívio no prazo de segundos, o futebol, em sua trajetória, é composto por **histórias inusitadas** e **casos curiosos** que nem todo mundo conhece.

O Brasil Escola listou alguns fatos que aconteceram no Brasil e no mundo para contar um pouco sobre a trajetória do futebol:

1) A PRIMEIRA COPA FOI NA AMÉRICA DO SUL

A primeira Copa do Mundo de Futebol foi realizada no **Uruguai**, no ano de **1930**, e os anfitriões levaram o título da competição **vencendo a Argentina** na grande final.

2) SÓ UM PAÍS DISPUTOU TODAS AS COPAS

Desde que a Copa do Mundo foi criada, em 1930, o Brasil é o único país que participou de todas as edições do mundial. Além disso, a seleção brasileira é a **maior campeã do futebol masculino**, sendo a única com **cinco taças** do mundial.

3) MANTO DA PADROEIRA DO BRASIL

Em 1958, o Brasil já atuava com o uniforme "canarinho", na cor amarela. Em jogo com a Suécia, as cores repetiram-se, e nesse momento foram criadas as camisas azuis. O novo tom azul seria a cor do manto de Nossa Senhora da Aparecida, a padroeira do Brasil.

4) O PRIMEIRO GOL DO BRASIL EM COPAS

O primeiro gol do Brasil em Copas do Mundo foi marcado pelo jogador **Preguinho** contra a **Iugoslávia**, em **1930**. Infelizmente, o **Brasil perdeu por 2x1**.

5) O PRIMEIRO "7X1"

A eliminação do Brasil na Copa de 2014, quando perdeu para a Alemanha por 7x1 em Belo Horizonte, é considerada atualmente a grande "tragédia" do futebol brasileiro. Antes, o maior "vexame" tinha sido em **1950**, quando o Brasil também foi sede do mundial. A seleção chegou à final contra o **Uruguai**, e o título já era esperado por torcedores e imprensa, mas o Brasil perdeu por **2x1** em pleno Maracanã lotado. A derrota ficou conhecida como *Maracanazo*.

6) BOLA FEITA COM BEXIGA DE BOI

A primeira bola de futebol foi feita de **couro curtido** (capotão), e a câmara de ar era uma **bexiga de boi**. Em **1958**, a bexiga deu lugar à câmara de ar de borracha, mas, em dias chuvosos, as bolas encharcavam-se, chegando a pesar o dobro. Em **1994**, as bolas começaram a ficar mais leves, graças à presença de polímeros. O **poliuretano** foi usado como revestimento e, nas camadas internas, empregou-se o poliestireno, enquanto as câmaras eram de **látex**.

7) ROUBARAM A TAÇA!

O troféu da Copa do Mundo foi usado em duas versões: a **Taça Jules Rimet**, de 1930 a 1970, que levava o nome do primeiro presidente da **Fifa**, entidade que rege o futebol, e o **Troféu da Copa do Mundo**, usado de **1974** até hoje.

Nas primeiras edições, a posse definitiva da taça ficaria com o país que conseguisse vencer três edições do mundial, o que aconteceu com o Brasil após vencer em **1958**, **1962** e **1970**. Depois do tricampeonato do Brasil, a Fifa elaborou a nova taça, dessa vez sem permitir a entrega definitiva aos vencedores.

Em **1983**, a Jules Rimet foi roubada no Brasil e, alguns dias depois, foi descoberto que ela havia sido derretida. Em **2015**, uma parte da taça foi encontrada nos porões da sede da Fifa, em Zurique, na Suíça.

A taça da Copa do Mundo possui ouro 18 K e o minério malaquita.

8) OS NÚMEROS NAS CAMISAS

A numeração dos uniformes só apareceu em **1933**. Na Copa da Inglaterra, entre Everton e Manchester City, uma equipe numerou as camisas de 1 a 11, e a outra, de 12 a 22. No Brasil, a numeração foi implantada em **1947**, e, em **1950**, a ideia chegou à Copa do Mundo. A numeração facilitava a identificação dos jogadores para locutores, fotógrafos etc.

9) NÃO EXISTIAM CARTÕES ATÉ A COPA DE 1970

Árbitros começaram a utilizar cartão a partir de 1970.

Após uma confusão na Copa do Mundo de **1966**, a FIFA implantou os **cartões amarelo e vermelho**. Em um jogo entre Argentina e Inglaterra, o capitão argentino Rattín contestou a marcação de uma falta com o árbitro alemão Rudolf Kreitlein. O juiz considerou a reclamação acintosa e expulsou o argentino. Rudolf utilizou gestos para indicar que Rattín havia sido expulso, mas o argentino não entendeu e negou-se a sair de campo.

Inspirado nas cores do semáforo — amarelo para reduzir velocidade e vermelho para parar —, o chefe dos árbitros na Copa de 1970, o inglês Keen Aston, teve a ideia de usar cores para sinalizar as penalidades. Antes disso, os árbitros usavam apenas o **apito**, **voz** e **gestos** para fazer as **marcações**.

10) PRIMEIRO CLUBE DE FUTEBOL DO BRASIL

A prática do futebol no Brasil foi realizada, pela primeira vez, pelo **São Paulo Athletic Club**, time formado por **colonos ingleses**, em **1888**. No entanto, o clube de futebol mais antigo e que ainda está em atividade no Brasil é o **Sport Club Rio Grande**, fundado em 19 de julho de **1900**. Em homenagem à equipe, a data também foi escolhida como **Dia Nacional do Futebol**.

11) O JOGO COM 22 EXPULSOS

O maior número de expulsões já visto em uma partida de futebol brasileira ocorreu entre **Portuguesa-SP e Botafogo-RJ** pelo torneio Rio-São Paulo de **1954**. Foram **22** jogadores expulsos depois de uma briga entre as duas equipes.

12) RECORDE DE GOLS

Pelo campeonato escocês, em 1885, o **Arbroath** goleou o **Bon Accord** por **36 a 0**. A goleada poderia ter sido maior, já que sete gols do Arbroath foram anulados, pelo árbitro, por impedimento.

Na era do profissionalismo, uma partida tornou-se histórica por quebrar recordes mundiais e evidenciar um desiquilíbrio de seleções que acontecia na Oceania. Pelas **eliminatórias da Copa do Mundo** de 2002, a **Austrália** enfrentou a **Samoa Americana**, em 11 de abril de **2001**, e venceu pelo placar de **31 a 0**. O resultado foi reconhecido como o de **maior vitória** em uma partida internacional de futebol.

Em consequência do desequilíbrio entre a Austrália e outras seleções da Oceania, a Austrália foi convidada, em **2005**, a participar das eliminatórias asiáticas.

13) PRIMEIRO JOGO NO BRASIL

Charles Miller, que havia trazido as primeiras bolas de futebol para o Brasil, trabalhava na empresa São Paulo Railway, responsável pela estrada de ferro Santos-Jundiaí, e ensinou os funcionários a jogarem o futebol. Em **1895**, ele reuniu funcionários da sua empresa com os da Gás Company, responsável pela iluminação da cidade de São Paulo, para a disputa de uma partida. Não se sabe quais jogadores marcaram os gols, mas o placar terminou em **4x2 para a equipe da São Paulo Railway**. O jogo é considerado o primeiro a ser realizado no Brasil.

14) MAIOR PÚBLICO

Brasil e Paraguai foram os responsáveis pelo maior público, **183.341** pagantes, em uma partida de futebol no Brasil. O jogo foi válido pelas eliminatórias da Copa do Mundo de 1970 e realizado no **Estádio do Maracanã**, em **31 de agosto de 1969**.

15) O JOGADOR MAIS VELHO NA COPA

O goleiro do Egito **El Hadary** é o **jogador mais velho** a ter disputado uma Copa do Mundo. Ele bateu o recorde ao entrar em campo contra a Arábia Saudita, aos 45 anos, 5 meses e dez dias, na **Copa da Rússia**, em **2018**. Anteriormente, o recorde era do também goleiro Mondragón, da Colômbia. Em 2014, ele disputou a Copa do Brasil com 43 anos e 3 meses.

16) O JOGADOR MAIS NOVO A VENCER UMA COPA

O jogador mais novo a vencer uma Copa foi **Edson Arantes do Nascimento**, o **Pelé**. Com apenas **17 anos**, Pelé foi campeão do mundo em **1958**. Conhecido como o Rei do Futebol, Pelé detém ainda o recorde do jogador mais novo a marcar em Copas do Mundo, com um gol em cima do País de Gales.
Pelé é considerado o Rei do Futebol.

17) A RAINHA DO FUTEBOL

Se o Rei do Futebol é brasileiro, a Rainha também é. A maior jogadora de futebol é a brasileira **Marta**, eleita a **melhor do mundo** por **seis vezes**. Ela e o argentino Messi são os jogadores mais vezes eleitos melhores do mundo.

- **Histórias e piadas engraçadas do futebol brasileiro**

Amaral e o apartheid Amaral, o coveiro, estava com a seleção na África do Sul e foi perguntado em uma entrevista sobre o apartheid. Sem ter ideia do que raios era isso, respondeu, na maior MALEMOLÊNCIA: "se for um jogador perigoso a gente faz uma marcação individual!".

- **Aula de português para um time do interior de Minas, o professor convoca "Biloca" – o artilheiro:**

– Biloca, diz aí um verbo!
– Bicicreta.
– Não é bicicreta, é bicicleta, Biloca. E bicicleta não é verbo!
– A vez passou para o goleiro, Mané Preguiça:
– Diz aí um verbo, Mané!
– Prástico.
– Não é prástico. É plástico. E plástico também não é verbo!

E chegou a vez do treinador, o famoso Zé Retranca. O professor, já baleado com a "inteligência dos craques, disse:
– Diz aí um verbo !!
– Hospedar.
– Muito bem, Zé! Agora fale uma frase com esse verbo.

E o Zé Retranca, empolgado:

– Hospedar da bicicreta é de prástico!!

Curiosidades sobre o futebol

O CARTÃO VERMELHO MAIS RÁPIDO: 2 SEGUNDOS

O jogador que teve a honra dúbia de receber o cartão vermelho mais rápido de todos os tempos foi Lee Todd, da equipe britânica Cross Farm Park Celtic. Quando o juiz apitou para marcar o início do jogo, Lee Todd, que estava muito perto dele, se assustou com o barulho e disse um palavrão. Ele foi imediatamente expulso do jogo.

PROIBIDO DE SER ASTRONAUTA

Em 1999, o jogador sueco Stefan Schwarz assinou um contrato com a equipe britânica Sunderland. Uma cláusula em particular chamou a atenção: ele não podia viajar no espaço! Nessa altura, esperava-se que voos comerciais no espaço começassem dentro de alguns anos e o agente do jogador tinha reservado um lugar num dos primeiros (que nunca aconteceu). Mas voos espaciais não são cobertos por seguradoras...

DO FUTEBOL PARA O BASQUETEBOL

O 1º jogo de basquetebol foi jogado com uma bola de futebol. No inverno 1891, o professor de educação física James Naismith viu que seus alunos estavam frustrados porque não podiam jogar futebol e os jogos que não eram ao ar livre eram aborrecidos. Por isso, ele inventou um jogo novo: o basquetebol. Para montar o primeiro jogo, ele usou dois cestos de pêssegos e uma bola de futebol. Pontos por criatividade!

O JOGADOR VIRADO EMBAIXADOR DA PAZ

Além de ser o maior jogador de sempre da Costa do Marfim, Didier Drogba também ajudou a terminar a guerra civil em seu país. Em 2005, depois de ajudar sua equipe a qualificar para o mundial, Drogba fez um apelo muito emocional aos dois lados da guerra civil em televisão nacional, que levou a um cessar-fogo. Ele se manteve envolvido no processo de paz e atualmente constrói hospitais!).

JOGO DE FUTEBOL... COM 3 EQUIPES

Nos anos 1950, o artista dinamarquês Asger Jorn inventou um jogo de futebol para 3 equipes, com um campo hexagonal. A vitória seria da equipe que sofresse menos gols. O objetivo era tornar o jogo menos agressivo, porque a vitória dependia da defesa e não do ataque. Atualmente, existem alguns jogos oficiais de futebol de 3 lados.

TRABALHANDO COM PALAVRAS

Palavras com dois sentidos

- **Dar dois sentidos para as palavras abaixo:**

Caro ....

Fonte ....

Rede ....

Folha ....

Cedo ....

Caminho ....

Livre ....

São ....

Serra ....

Manga ....

Pressão ....

Terno ....

Planta ....

Conselho ....

Mostra ....

Sentido ....

Amolar ....

Compete ....

Palavras Dentro de Palavras

- **Encontre uma palavra dentro da palavra**

EXEMPLO: CANETA = NETA

CARAVELA	LEOPARDO
PORTARIA	CIDADE
BARCO	BRINCADEIRA
CABELO	BOLACHA
CALOTE	VERDURA
GOSTOSO	CONTRABAIXO
ROMEU	CAMADA
BANANADA	SAPATO
CEBOLA	QUILÔMETRO
SACADA	SELVAGEM
VENTOSA	VALENTE
DESCONTO	DOMAR
CALADO	MESADA
CIGARRA	JOGADOR
ARMÁRIO	CONTRATO
CORDA	ACERTO
BANCADA	SALTO

Palavras Homônimas

- **Preencha com palavras homônimas, ou seja, que têm a mesma pronúncia, mas significado e escrita diferentes**

Exemplo: Depois da enchente <u>cem</u> moradores ficaram <u>sem</u> suas casas.

1. Ana se levantou do ………… e foi corrigir o ……… na palavra do quadro.

2. Coloque uma …………… elástica e ………… como isso alivia a dor.

3. Aquela será a ……………… do palco em que Helena cantará a ………………………

4. Antes de ir à ……………… de cinema, ele passou na ……………… de doces do supermercado.

5. Esse cantor não só é um homem ……………………… como canta ………………………

6. O policial pegou a ………… das mãos do cavaleiro, antes de conduzi-lo à ………………………

7. Ele usou uma …………… para prender o recibo de pagamento da ……………………… de incêndio no mural.

8. Ele sempre ……………………… a filha na parte de ……………………… do carro.

9. No seu aniversário na última ……………, Lúcia recebeu uma linda ……………………… de flores do namorado.

10. A moça não quis parar na loja para ………… a bolsa, pois precisava se ……………………… para a aula.

11. ……………………… minha filha chega na ……………… para jantar, …………………… se atrasa.

12. Os moradores da pequena vila ………… os olhos de tristeza quando os funcionários da Prefeitura ……………………… as árvores da rua.

RESPOSTAS:

Assento – acento

Cinta – sinta

Área – ária

Sessão – seção

Mau – mal

Sela – cela

Tacha – taxa

Traz – trás

Sexta – cesta

Apreçar – apressar

Ora – hora

Cerraram – serraram

- **Dar o significado das palavras homônimas abaixo**

acento/assento..

cela/sela ....

caçar/cassar...

cerrar/serrar...

apreçar/apressar ....

cessão/seção/sessão..

conserto/concerto..

coser/cozer..

sinto/cinto ....

taxa/tacha..

TRABALHANDO COM NÚMEROS

Associação

- **Associar as colunas**

a) 78   ( ) Quarenta e três

b) 39   ( ) Sessenta e quatro

c) 51   ( ) Setenta e oito

d) 82   ( ) Vinte e sete

e) 64   ( ) Cinquenta e nove

f) 43   ( ) Trinta e cinco

g) 29   ( ) Noventa e dois

h) 27   ( ) Oitenta e dois

i) 19   ( ) Vinte e nove

j) 59   ( ) Trinta e nove

k) 35   ( ) Cinquenta e um

l) 92   ( ) Dezenove

m) 26   ( ) Quarenta e cinco

n) 11   ( ) Sessenta e dois

o) 97   ( ) Vinte e seis

p) 62   ( ) Cinquenta e três

q) 53   ( ) Onze

r) 45   ( ) Noventa e sete

- **Associar as colunas**

a) 45   (   ) trinta e seis

b) 94   (   ) sessenta e seis

c) 83   (   ) cinquenta e sete

d) 21   (   ) setenta e quatro

e) 32   (   ) quarenta e cinco

f) 36   (   ) oitenta e três

g) 55   (   ) trinta e oito

h) 66   (   ) vinte e um

i) 74   (   ) dezoito

j) 57   (   ) noventa e quatro

k) 38   (   ) cinquenta e cinco

l) 18   (   ) trinta e dois

- **Quais os números que faltam nas séries abaixo**

1   3   5   7   11   13   15   19   21   26

2   4   6   8   10   12   16   18   20   22   26

1   2   3   4   5   6   7   8   9   10   12   13   14   15
16   17   19   20   21   22   23

0   4   8   12   20   24   28   36   40   44   48   56   64   68
72   76

6   12   18   24   36   42   48   54   60   72   78

ESTIMULAÇÃO DA LINGUAGEM E DA MEMÓRIA — TREINAMENTO PRÁTICO 171

■ **Circule os múltiplos de cada linha**

2	14	21	35	63	28	42
3	25	50	75	15	30	20
4	12	42	30	24	54	18
5	8	4	6	14	18	10
6	20	28	40	16	36	32
7	300	100	600	500	800	
8	18	27	54	90	36	45
9	9	21	30	24	18	6
10	40	56	16	32	64	24

Leitura de Números

UM	DEZ	CEM
DOIS	VINTE	DUZENTOS
TRÊS	TRINTA	TREZENTOS
QUATRO	QUARENTA	QUATROCENTOS
CINCO	CINQUENTA	QUINHENTOS
SEIS	SESSENTA	SEISCENTOS
SETE	SETENTA	SETECENTOS
OITO	OITENTA	OITOCENTOS
NOVE	NOVENTA	NOVECENTOS
DEZ	CEM	MIL

10	15	20	25	30	35
40	45	50	55	60	65
70	75	80	85	90	95
100	110	115	120	125	130
135	140	145	150	155	160
165	170	175	180	185	190
200	205	210	215	220	225
230	235	240	245	250	255

Atenção aos Números!

- Faça uma cruz nos números por ordem: comece no 1, siga para o 2 e depois para o 3 e assim sucessivamente até chegar ao 56. Não se esqueça de contar o tempo que demorou a completar o exercício

39	54	24	10	51	42	20	06
05	28	47	34	21	11	02	35
45	31	07	25	56	17	41	27
14	48	18	30	15	46	22	38
52	50	09	36	43	04	33	13
55	01	12	40	08	29	03	53
32	37	23	16	49	19	26	44

- Circule todos os números "6" que encontrar

8	6	1	7	3	9	4	6	5	2
9	4	3	8	5	2	1	3	8	6
7	5	3	5	2	8	6	8	9	4
6	9	0	1	5	4	9	2	4	3
5	8	1	0	9	2	7	3	6	5
4	9	5	1	4	0	7	4	6	3
2	7	4	8	5	1	0	8	4	1
3	8	2	3	1	7	0	5	8	7
6	9	6	3	8	0	1	4	8	5
5	9	0	1	4	6	4	7	0	3
6	0	3	7	2	8	3	9	1	0
4	7	9	3	1	5	2	8	4	6
8	0	4	7	1	6	1	7	5	9
1	5	8	2	0	4	3	1	9	2
4	7	3	9	2	8	2	7	5	3

Cálculo

- **Ligue os números que somados resultam em 11. Você pode somar dois ou três números para obter o mesmo resultado**

```
   3         6
       2         4
   1       7
```

- **Ligue os números que somados resultam em 16**

```
   4           11
       3    5
   1      2    6
```

- **Ligue os números que somados resultam em 48**

```
       15      10
                    6
   1
       4      7
```

- **Cálculos**

   1. Pense em um número:

- Some mais 3
- Multiplique por 2
- Subtraia 3
- Some mais 16
- Divida por 2

2. Pense em um número:

- Some mais 7
- Multiplique por 3
- Subtraia 5
- Some mais 21
- Divida por 3

3. Pense em um número:

- Some mais 18
- Multiplique por 2
- Subtraia 12
- Some mais 7
- Divida por 4

▪ Cálculos - Subtração

22	38	57	94
- 12	- 26	- 25	- 62
65	49	83	52
- 24	- 27	- 32	- 41
46	52	71	67
- 29	- 38	- 28	- 39
56	48	63	82
- 29	- 39	- 17	- 28

ORGANIZAÇÃO NUMÉRICA

- **Coloque os números em ordem crescente**

5	54	23	2	89	68	13
90	27	3	72	9	48	53
25	101	84	7	10	52	11

- **Coloque os números em ordem decrescente**

| 62 | 95 | 214 | 27 | 83 | 04 | 33 |
| 48 | 315 | 22 | 114 | 67 | 71 | 418 |

USO DE PREFIXOS

Consciência de Prefixos

- **Prefixo IN e IM**

Use os prefixos para formar palavras opostas, reescrevendo as palavras na frente.

Atenção: algumas palavras não podem receber estes prefixos.

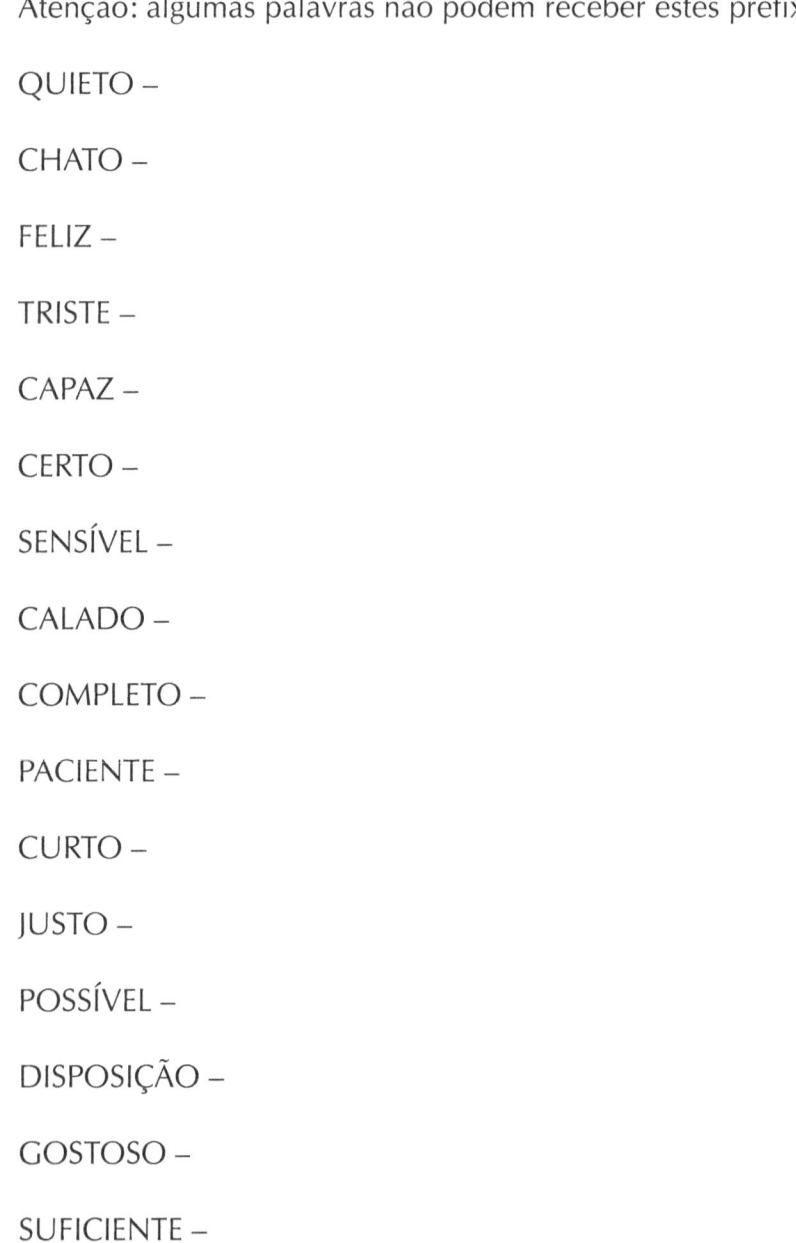

QUIETO –

CHATO –

FELIZ –

TRISTE –

CAPAZ –

CERTO –

SENSÍVEL –

CALADO –

COMPLETO –

PACIENTE –

CURTO –

JUSTO –

POSSÍVEL –

DISPOSIÇÃO –

GOSTOSO –

SUFICIENTE –

DECISÃO –

EDUCADO –

CONVENIENTE –

COMUM –

SIMPLES –

DIRETO –

ESPERADO –

APERTADO –

FIEL –

DEPENDENTE –

UTILIZADO –

PRODUZIR –

PRODUTIVO –

CONSTANTE –

ESTIMULADO –

VERBOS E SUBSTANTIVOS

- **Escreva os verbos correspondentes aos substantivos abaixo**

VINCULAÇÃO –

COBRANÇA –

APLICAÇÃO –

CÁLCULO –

RECOLHIMENTO –

OBEDIÊNCIA –

FIXAÇÃO –

VARIAÇÃO –

VALORIZAÇÃO –

VALORAÇÃO –

CIRCULAÇÃO –

EQUIPARAÇÃO –

SUPERAÇÃO –

ULTRAPASSAGEM –

PREMIAÇÃO –

EXISTENCIA –

REGULAMENTO –

REALIZAÇÃO –

INDEXAÇÃO –

REFERÊNCIA –

ANÁLISE –

PERMISSÃO –

RECOMENDAÇÃO –

DIVERSIFICAÇÃO –

MANUTENÇÃO –

SUSTENTAÇÃO –

RETORNO –

INTEGRAÇÃO –

LIQUIDAÇÃO –

ANTECIPAÇÃO –

NEGOCIAÇÃO –

COTAÇÃO –

CUSTÓDIA –

DEPÓSITO –

CADASTRO –

FALÊNCIA –

INTERVENÇÃO –

GARANTIA –

CONTRIBUIÇÃO –

PROTEÇÃO –

REAJUSTE –

EXIGÊNCIA –

ATUALIZAÇÃO –

COMPOSIÇÃO –

OFERECIMENTO –

RISCO –

DEDICAÇÃO –

REMUNERAÇÃO –

ACESSO –

PREENCHIMENTO –

TRANSFERÊNCIA –

ORIENTAÇÃO -

CONSULTA –

AUXÍLIO –

AVANÇO –

TRIBUTAÇÃO –

RESPOSTAS

PÁGINA 3 — ANÁLISE E SÍNTESE

Países e Cidades
BRASIL; ARGENTINA; ROMA; PARIS; IRLANDA; PRAGA; MARROCOS; TURQUIA; ARGÉLIA; NITERÓI; LONDRES

Frutas
MARACUJÁ; LARANJA; TÂMARA; ABACATE; CEREJA; CARAMBOLA; PÊSSEGO; TANGERINA

PÁGINA 6 — ANTÔNIMOS

Possível	Abstrato
Complexo	Recusar
Débito	Faltar
Obrigatório	Informal
Desconfiar	Preparo
Insustentável	Individual
Desorganizar	Separar
Retirar	Rejeição
Individualizar	Permitido
Ótimo	Seguro
Passivo	Ausente
Insatisfação	Acerto
Inusitada/Surpreendente	Inflexível
Sobrar	Desconectar
Piora	Iniciar
Mínimo	Maduro
Discordar	Privado
Retirar	Consequência
Barato	Silencioso
Adiar	Acalmar
Implodir	Humildade
Poupar	Emoção

| PÁGINA 7 | ASSOCIAÇÃO |

França – Arco do Triunfo, Rio Sena, Macron, Versalhes e Louvre
Inglaterra – Rio Tâmisa, Parlamento, Cambridge, Rainha Vitória, Wimbledon
Itália – Firenze, Veneza, Rio Arno, Michelangelo, Estátua de Davi, Gôndolas
Portugal – Rio Tejo, Os Jerônimos, Alfama, Rio Douro
Marrocos – Marrakech, Camelos, Souk, Sultanato

| PÁGINA 8 | ASSOCIAÇÃO |

Picasso – Pintor
Chiquinha Gonzaga – Compositora
Djanira – Pintora
Niccolo Paganini – Compositor e Violinista
Rodin – Escultor
Luis de Camões – Poeta
Michelangelo – Escultor
Isaac Karabchevsky – Maestro
Villa Lobos- Compositor
Jorge Amado – Escritor
Bernini – Escultor e Arquiteto
Agatha Christie – Escritora
Beethoven – Compositor
Nelson Freire – Pianista
Lygia Fagundes Telles – Escritora
Bidu Sayão – Soprano
Goya – Pintor
Plácido Domingo – Tenor e Maestro
Van Gogh – Pintor

| PÁGINA 15 | INVENTORES E INVENÇÕES |

13 – 14 – 10 – 11 – 01 – 12 – 02 – 15 – 04 – 03 – 05 – 06 – 07 – 09 – 08

ESTIMULAÇÃO DA LINGUAGEM E DA MEMÓRIA — TREINAMENTO PRÁTICO **183**

PÁGINAS 25-26 CAÇA PALAVRAS

Com a letra X
PAIXÃO; CAIXA; COXA; FAX; OXIGÊNIO; EXATO; EXAUSTO; TEXTO; EXÍLIO; TÓXICO

Com a letra R
PORTA; CERTA; CARTA; ARTISTA; ARTIGO; ARMÁRIO; ACORDO; CORTINA; PARCEIRO; ARCA; BAR

PÁGINA 41 COMPLETAR PALAVRAS, FRASES

1. Frequência; 2. Turbulência; 3. Consciência; 4. Paciência; 5. Consciência; 6. Ausência; 7. Audiência; 8. Experiência; 9. Referência; 10. Referência; 11. Experiência; 12. Residência; 13. Competência; 14. Agência; 15. Gerência; 16. Potência; 17. Falência; 18. Persistência; 19. Desobediência; 20. Conferência; 21. Essência.

PÁGINAS 42-43 COMPLETAR PALAVRAS, FRASES

1. Maturidade; 2. Serenidade; 3. Integridade; 4. Ansiedade; 5. Propriedade; 6. Hostilidade; 7. Objetividade; 8. Superioridade; 9. Hospitalidade; 10. Lealdade; 11. Gratuidade; 12. Desigualdade/criminalidade; 13. Rentabilidade; 14. Criatividade; 15. Competitividade; 16. Obesidade; 17. Desigualdade; 18. Durabilidade; 19. Felicidade; 20. Especialidades/variedade; 21. Universidade; 22. Privacidade; 23. Humanidade; 24. Maioridade; 25. Produtividade; 26. Responsabilidade; 27. Oportunidades; 28. Necessidade; 29. Capacidade; 30. Acessibilidade; 31. Habilidade; 32. Atividade; 33. Saudade; 34. Densidade; 35. Afinidade; 36. Unidades; 37. Maldade; 38. Entidade; 39. Utilidade; 40. Velocidade.

PÁGINA 60

CONHECIMENTOS GERAIS

1. YURI GAGARIN; 2. O PAPA; 3. SANTOS DUMONT; 4. TOM JOBIM E VINICIUS DE MORAES; 5. MONTEIRO LOBATO; 6. JUSCELINO KUBITSCHEK; 7. NOSSA SENHORA DA APARECIDA; 8. 1964; 9. BARACK OBAMA; 10. IMPERADOR FRANCÊS; 11. SÃO PAULO; 12. 1945; 13. GUARANU, XAVANTE, IANOMANI, PATAXÓ; 14. POETA BRASILEIRO; 15. ÁFRICA; 16. ESTOCOLMO; 17. UMBANDA; 18. TIRADENTES, OURO PRETO, MARIANA, SABARÁ

PÁGINAS 61-62

CONHECIMENTOS GERAIS

Itália

1. O Coliseu, Duomo De Milão, Torre de Pisa, Sítio Arqueológico De Pompéia; 2. Ravioli, Risoto, Tiramisu, Pizza; 3. Lombardia, Toscana, Piemonte; 4. Verdadeiro; 5. Loba; 6. Verdadeiro; 7. Leonardo Da Vinci, Botticelli, Michelangelo, Rafael; 8. Suíça, França, Áustria, Alemanha; 9. Verdadeiro; 10. Lira.

PÁGINAS 63-65

CONHECIMENTOS GERAIS

França

1. É um país mundialmente conhecido por sua gastronomia; 2. Torre Eiffel, Museu do Louvre, Palácio de Versalhes, Catedral de Notre-Dame; 3. É o maior país em extensão territorial da união europeia; 4. Bélgica, Alemanha, Itália, Espanha, Suíça; 5. Croissant, Ratatouille, Petit Gâteau; 6. Nostradamus, Napoleão Bonaparte, Joana D'Arc; 7. Verdadeiro; 8. Falso; 9. Claude Monet, Paul Cezanne, Renoir; 10. Francês, que a arquitetou para participar de uma competição de design, no qual foi o vencedor; 11. Bastilha; 12. Falso; 13. Falso; 14. Normandia.

ESTIMULAÇÃO DA LINGUAGEM E DA MEMÓRIA – TREINAMENTO PRÁTICO **185**

PÁGINAS 92-93 LUGARES FAMOSOS

Palácio de Versalhes
Igreja Sagrada Família – Barcelona
Ouro Preto
Elevador Lacerda – Salvador
Pantanal
Pirâmides do Egito
Praça Vermelha – Moscou
Brasília
Rua de Tóquio
Rio de Janeiro
MAC – Niterói
Lençóis Maranhenses
Torre Eiffel
Nova York
Coliseu
Portão de Brandenburg

PÁGINA 139 RACIOCÍNIO

Horário	9:40	9:44	9:45	9:47	9:49
Nome	CARLOS	MILTON	NEI	ARNALDO	FÁBIO
Sobrenome	SILVA	FRANCISCO	GALINDO	VIEIRA	PELLICCIOTTI
Cargo	DIRETOR FINANCEIRO	DIRETOR COMERCIAL	PRESIDENTE	DIRETOR DE MARKETING	DIRETOR ADMINISTRATIVO
Jornal	O ESTADO DE S. PAULO	GAZETA MERCANTIL	JORNAL DA TARDE	FOLHA DE S. PAULO	VALOR

PÁGINA 145

SINÔNIMOS

Semelhante – parecido; morar – residir
Ajudar – auxiliar; cheiro – aroma
Casa – residência; derradeiro – último
Desordem – confusão; engano – erro
Déficit – falta; imparcial – neutro
Inatividade – inércia; fadiga – exaustão
Célebre – famoso; hesitação – dúvida
Incerto – duvidoso; aceitar – concordar
Cheio – lotado; fechado – trancado
Firme – seguro; desastre – acidente
Detestar – odiar; importante – necessário
Chateado – aborrecido; dianteira – frente
Fortuna – riqueza; vago – vazio
Inacabado – incompleto; barulho – ruído
Saboroso – delicioso; inocente – ingênuo
Sorridente – risonho; obeso – gordo
Após – depois; utiliza – usa
Terminar – acabar; cautela – cuidado
Afrouxar – relaxar; errado – inexato
Patamar – nível; fictício – imaginário